1日5分！　たった2週間で子どもが変わる！

子どもの能力を引き出す
最強の食事

ギール 里映
Rie Geale

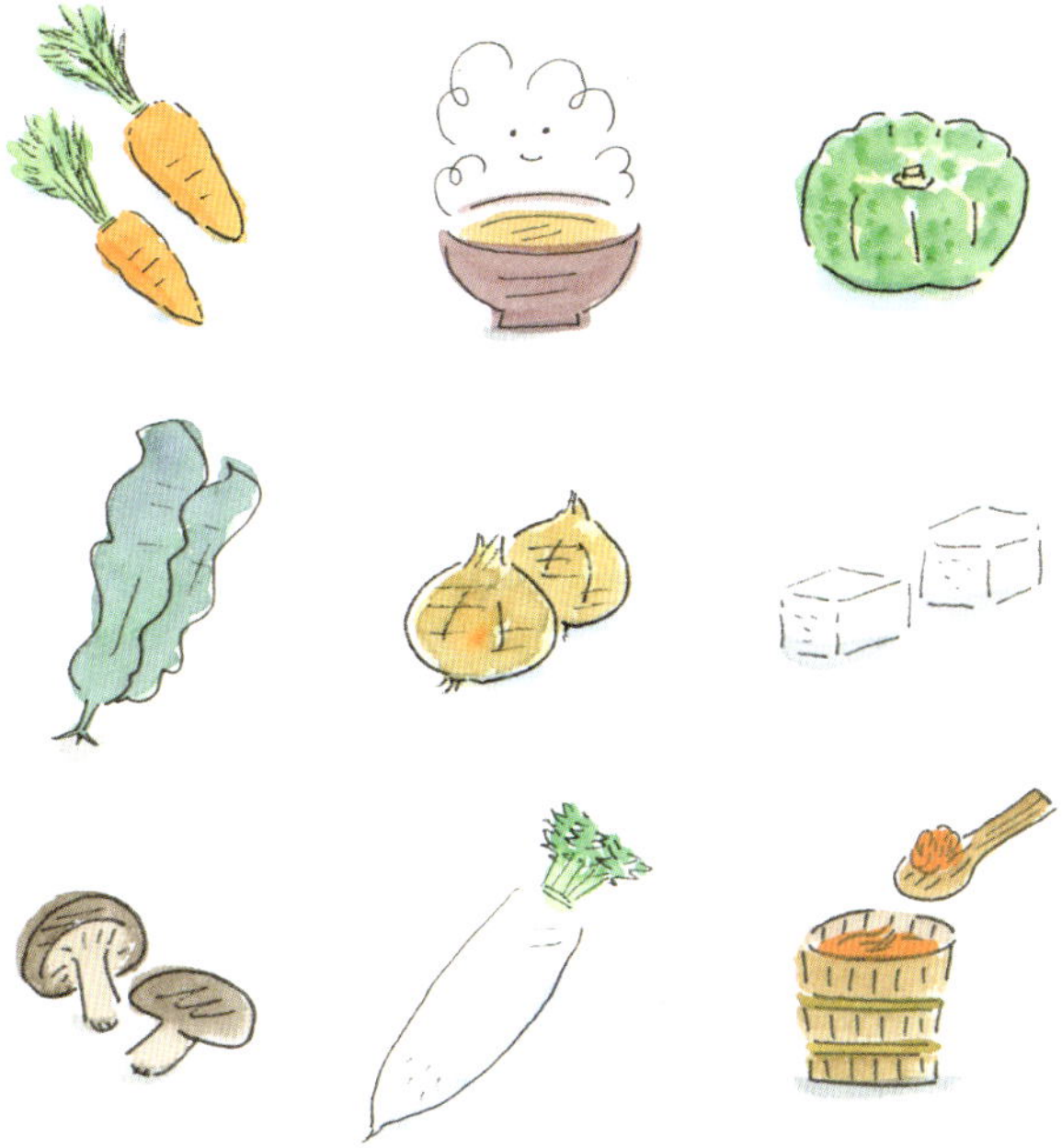

日本能率協会マネジメントセンター

はじめに

子どもたちに、最高の未来を手渡したい

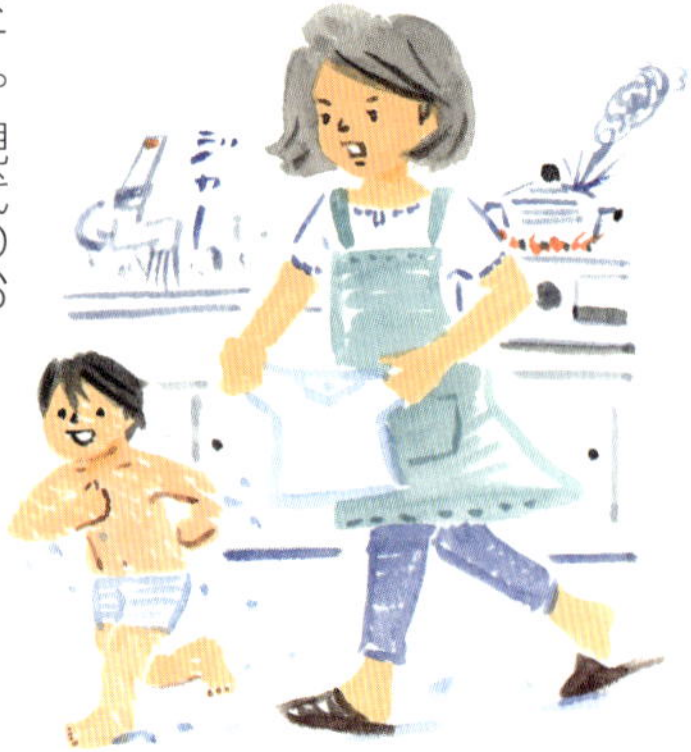

夫婦共働きのご家庭が1100万世帯を超えたといいます。現代のお父さんとお母さんはとっても忙しい！　仕事に家事に育児にと、毎日バタバタですよね。おまけに、子育ては分からないことや心配になることだらけ。それなのに、日々成長していく子どもに何を食べさせたらいいのかなどを、細かく教えてくれる人は近くにいません。

　インターネットや育児書でいろいろと調べてみても、こちらで絶賛されていることが、あちらでは「絶対にダメ」といわれている。いったい何を信じたらいいのか、本当に分からなくなりますよね。

　毎日、一生懸命がんばっているけれど、子どもたちは思うように成長してはくれません。「もしかしたら、自分の子育ては間違っているのかもしれない」と、ご自身を責めたり、落ち込んだり……。本書は、そんなお父さんやお母さんのためのものです。

子どもたちの毎日の食事にまつわる分からないこと、心配になること、不安なことを解消するのに大切なのは、**「自分の子どもにとって、最適・最良な食べ物を選べるチカラを養う」**こと。そうすれば、増え続ける食の情報に振り回されることなく、学校でも教えてくれない「食べ物の選び方」を、子どもに伝えていけるようになるでしょう。

「食べ物の選び方」をちゃんと教えることができたら、それは子どもにとって一生ものの知識になります。

今後、どれだけ情報が錯綜する時代になっても、自分のカラダとココロを支えるチカラをくれる食べ物を迷わず選べることは、生きていくうえで重要な能力になるはずです。**子どもたちの未来に「食べ物の選び方」というチカラを手渡すことは、最高のプレゼントになる**と思っています。

本書でご紹介する「食べトレ」は、**食のチカラを上手に活用し、自ら夢を叶える子どもを育成する**ためのメソッドです。**「どんなに料理が苦手な人でもできる食育」**をコンセプトに、これまで2600人以上の方にお伝えしてきました。

世の中には、いろいろな方が提唱されている食育がたくさんあります。その中で「食べトレ」がほかの食育と違うのは、**「自分に合った食べ方を、自分で選ぶチカラをトレーニングする」**という点にあります。

子どもは生まれながらにして、ものすごい能力や才能を秘めています。**「子どもがもつ能力・才能を最大限に引き出したい！」**と、きっとみなさんも感じているのではないでしょうか。

私たち親の仕事は、子どもがもつ力を引き出し、育て、子どもが将来、自立できるよう応援すること。**毎日食べる食事は、子どもたちの大きな味方になる**のです。何となく選ぶのではなく、自分にとって必要な食事を、自分で選び取るチカラ――「食べトレ」で鍛えるチカラは、**子どもたちが「なりたい自分」になっていくことをサポートする**ものです。

人のカラダは食べたものでできています。食べたらすぐに変化する、というわけではありませんが、食べたものは確実に、私たちに影響を与えています。詳しくは本書でご説明しますが、たとえば、多くのご家庭で悩んでいる子どもの**「集中力」「好奇心」「やる気」「精神力」「基礎体力」**といった能力は、食べ物を選ぶことで、どんどん引き出されていきます。食べ物が変われば、子ども自身が変わっていくのです。

「食べ物を変えたら、子どもが勉強に集中するようになった」

「玄米とみそ汁を与えるようになったら、イライラがおさまった」

「ちょっとのことでぐずらなくなった」

「食べトレ」を実際に取り入れた数多くのご家庭から、こうした体験談が寄せられています。

と、ここまで読んでいただいて、「難しそうだ」と思われた方もいるかもしれませんが、安心してください。「食べトレ」は、誰でも簡単に取り組んでいただけるように、本当に重要なことだけを絞りに絞ってお伝えしています。

「食育って料理が上手じゃないとできない？」

そんな心配はご無用です。**「食べトレ」は、料理が苦手な方でも取り組めるようになっています。**しかも、そのメソッドの多くは、**1日5分ほどの手間を加えるだけでできる**ものです。実際に「料理が苦手」「忙しくて面倒な調理なんて無理」とおっしゃる方が、大勢実践されています。

なお、人の腸内環境が変化するのは、およそ2週間といわれています。そのため、「食べトレ」では、２週間という期間を一つの目標と考え、取り組んでいくことをおすすめしています。

そうはいっても、食事は毎日のこと。大変な家事をさらに増やすつもりはありません。基本は、玄米とみそ汁を中心にした食事。それに加えて、簡単にできる工夫をいくつかお伝えします。

そもそも私自身、食べることは好きだけど、料理は苦手。特に子どもが生まれてからは、面倒だとすら思うようになりました。だからこそのメソッドなので、料理が上手である必要はありませんし、面倒な準備も必要ありません。取り入れられそうだと思ったものから、気軽に試してみてください。

子育ては夫婦で協力して行うものだと思います。しかし、お父さんが主夫で、お母さんが外でバリバリ働いているというご家庭以外は、基本的に毎日の食事づくりを担当するのはお母さんであることが多いと思います。

そこで、毎日忙しくしているお母さんたちの負担が少しでも軽くなればと思いながら、本書を書きました。子どもの年齢に合わせて、何を食べさせたらいいのかなど、すぐに実践できるコツをまとめたつもりです。できるところから始めてみてください。

それでは早速、大切な子どもの人生を支える食事法を、一緒に学んでいきましょう。

２０１９年　５月

一般社団法人食べるトレーニングキッズアカデミー協会

代表理事　ギール里映

子どもの能力を引き出す最強の食事　もくじ

はじめに　子どもたちに、最高の未来を手渡したい …… 2

プロローグ　本題に入る前に、ちょっとだけ自己紹介
～1日5分！ 2週間で子どもが変わる食育法――「食べトレ」ができるまで …… 11

Part 1
毎日の「食事」が子どものチカラを伸ばす！

カラダとココロは、食べ物からできている …… 20
食べ物が変われば、子どもが変わる！ …… 23
普通に食べているだけで病気になる時代 …… 26
子どもの将来をつくる5つのチカラ診断　子どもの能力は食事で引き出す …… 30
年齢別　子どもを伸ばす食事の考え方 …… 35

\ Part 2 /

子どものチカラを伸ばす食事術 ❶

食べないほうがいいものを知る

「食べてはいけない食べ物」は、一つもない！……48
「食べないほうがいいもの」の、カンタンな見分け方……52
「みんなが食べているから安心・安全」とは限らない……54
食べないほうがいい「牛乳（乳製品）」のお話……59
食べないほうがいい「砂糖」のお話……62
食べないほうがいい「小麦粉」のお話……66
食べないほうがいい「お菓子」のお話……68
食事日記をつけてみよう……72

\ Part 3 /

子どものチカラを伸ばす食事術 ❷

食べたほうがいいものを知る

お米、調味料……毎日使うものこそ気をつけよう……78
「食べトレ」のキホン食材 ── 玄米のチカラを知ろう……80

料理がニガテでもできる、おいしい玄米の炊き方 …… 84
ホンモノの調味料の見分け方 …… 90
食事は「食材の質」が9割 …… 92
食材の質を見極めるポイントは、「おいしそう」と「元気」 …… 94
「何もしない調理法」で、食材をおいしく食べる …… 97
実践！ 何もしないカンタン調理レシピ …… 98
焼くだけ！ じっくりと弱火で火を通す――野菜ステーキ
塩をするだけ！ 発酵のチカラを借りる調理法――ちょいもみ野菜
漬けるだけ！ 保存性をアップさせる――にらしょうゆ
干すだけ！ 干すことでうま味をぎゅっと閉じ込める
丸ごと食べる！ 素材を丸ごと食べる
子どものチカラを伸ばす食材を知ろう …… 102
実践！ 5つのチカラを引き出すみそ汁をつくろう！ …… 104

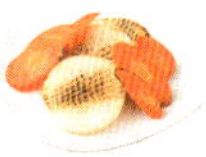

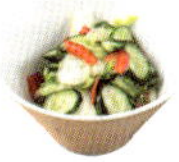

Part 4

子どものチカラを伸ばす食事術 3

出せるカラダをつくる

「完全に安全な食事」は不可能な時代。食事よりも大事な「出せるカラダ」 106
子どもの6人に1人が便秘で悩んでいる 110
腸内環境が脳を鍛える 112
みそがもつスーパーパワー 116
上手なみそ活用法 119
おいしすぎて止まらないデトックスレシピ「葛クリーニング」 125

Part 5

よくある質問 Q&A 129
おわりに 138

プロローグ
本題に入る前に、ちょっとだけ自己紹介

～1日5分！ 2週間で子どもが変わる食育法 ──「食べトレ」ができるまで

「著者のギールって人は、いったい何者なの？」と思われている方もいるはずなので、本題に入る前に、私がどういう人間で、なぜ「食べトレ」をお伝えしているのかについて、お話ししておきたいと思います。

少しでも早く、「食べトレ」について知りたい方は、どうぞ先に読み進めてください。お時間をいただけるなら、ちょっとだけ私の話におつき合いくださいね。

極度の貧血に悩まされていた子ども時代

あなたの卒業した小学校にも、一人や二人は、朝礼で毎回のように倒れている子どもがいませんでしたか？

それ、私です！


極度の貧血に悩まされていた私は、朝礼で何度も倒れ、その度に病院で処方された鉄剤を飲んでいました。鉄剤を飲めば、症状は一時的に改善されます。しかし、鉄剤を飲むのをやめれば、またすぐに貧血がひどくなり、完治には至りません。

当時の私はまだ子どもでしたが、「毎回同じことを繰り返しているけれど、これって本当に意味があるのかな？」と疑問に感じていました。

貧血と同じく私を悩ませていたものがあります。それは肥満です。

京都で料理屋を営む両親のもとに生まれた私は、食べることが大好き。朝ご飯を食べながら、昼ご飯は何を食べようかと話すような家族に囲まれ、板前さんがつくった料理を毎日のように食べて育ちました。私にとって食事とは、板前さんや母が手間暇かけてつくるもの、新鮮な食材を使って、愛情込めて調理されるものでした。

ただ、こうした食に恵まれた環境が、私を肥満にさせたわけではありません。当時の私は、砂糖中毒だったのだと思います。どんなに甘いものを食べても満足できず、食べたいという欲求はどんどんエスカレートします。貧血で体温も低かったのでしょう。代謝がとても悪かったこともあり、私は太っていました。私が砂糖に依存しなくなったのは、大人になって食の勉強をしてからです。それまでは甘いものが大好きだったので、ケーキやお菓子がやめられない方の気持ちは、よく分かります。

貧血を改善するために、医師からレバーなどの鉄分が多く含まれる食材をすすめられ、なるべく鉄分の多いものを食べようとしたものの、長続きしません。結局、20代の後半まで貧血に悩まされ続けますが、その当時の私は、食べ物が健康と密接につながっているなんて考えたこともありませんでした。

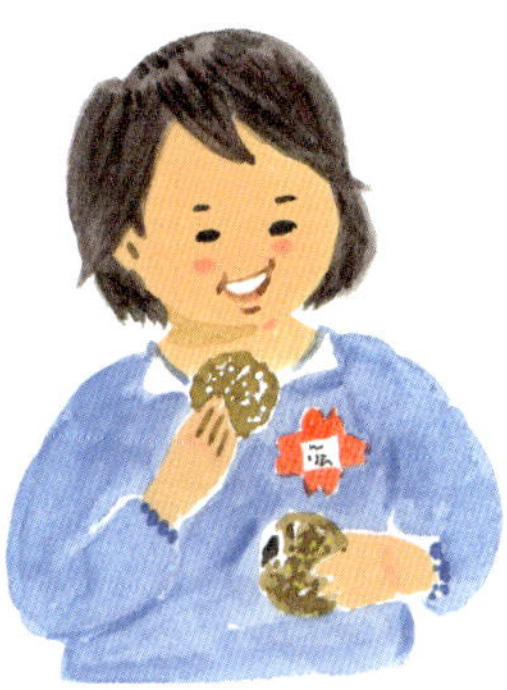

父の病気を期に、体質改善を決意

そんな私を変えたのは、父の病気です。

料理屋の店主で食道楽、嫌いなものは一切口にしないという頑固な父でした。野菜が大嫌いで、ラーメンと焼き肉、そしてお酒が大好きだった父の食生活は、誰が見ても「病気になるでしょ?」と思えるくらい、とても偏ったものでした。

「父に長生きしてほしい……」そう思って、いろいろと調べていくうちに出合ったのが、食事療法でした。

本を読んでいるだけでは理解できず、自分の食生活にも取り入れながら勉強していくうちに、大きな変化がありました。長年悩まされてきた貧血が起こらなくなり、あれほど大好きだった甘いものを食べたいという欲求が、すっと消えていったのです。そして、肥満に悩むこともなくなりました。

食事と心身の深い関係に気づいた私は、もともと食べることへの関心が高かったこともあり、食に対する興味をどんどん強めていきました。そして、私のもう一つの悩みも、食事で解決できるのではないかと思うようになったのです。

不妊治療で気づいた食事がもつ本当のチカラ

私のもう一つの悩み、それは不妊でした。

夫婦そろってメディカルチェックを受け、どこも悪いところがないと診断されているのに、なかなか子どもを授かりません。不妊治療では排卵誘発剤を処方されますが、どんなに薬を飲んでも排卵しないので、産婦人科の先生も困った顔をするほどでした。

どうしても諦めきれなかった私は、貧血や肥満を改善することにつながった食事を本格的に見直すことを決意します。そして、マクロビオティックを学ぶことができるマサチューセッツの全寮制の学校で3カ月学びました。もともとは1カ月という約束で留学したのですが、学べば学ぶほどその奥深さに魅了され、気づけば3カ月が経っていました。

帰国後も漢方やアーユルヴェーダ、分子栄養学、現代栄養学など、さまざまなことを学び、できる限りのことを実践しました。出産できる期間はどんどん短くなっていく。その焦りが、私をストイックな食生活に駆り立てたのだと思います。

そんなとき、知り合いの先生にこういわれたのです。

「ギールさんは、何のために食べているの？」

私は、「子どもを産むために決まってるでしょ！」と思いました。「子どもを授かるために、精一杯努力をしている。自分のアプローチは間違っていない」と思い込んでいた私は、先生の言葉に込められた本当の意味が理解できなかったのです。

それでも冷静になって考えると、私は子どもがほしいと思うあまりに、考え方が偏ってしまっていたのかなと思うようになりました。

私は、子どもを産むことが人生のゴールのように考えていました。でも、子どもを授かったら人生は終わりではないですよね。そこから続いていく人生の中で、大切な家族と一緒に健やかに笑って暮らす――そんな人生を送るために、私たちは食べるのです。

毎日ご飯がおいしくて、ステキな夫がそばにいてくれる。子どもを授かることができなかったとしても、私の人生は終わりではありません。自分で自分を追い詰めていたのだということに気づくと、気持ちがすっと軽くなりました。そしてその後、私は40歳を目前にして、自然妊娠することができたのです。ココロとカラダはつながっていると腑に落ちた瞬間でした。

子どもを授かりたいと思えば思うほど、「妊娠には○○が効果的」ということばかりにとらわれ、食べることを義務のように感じていた私のココロは、健全ではありませんでした。

どんなに健康的な食生活を実践しても、そこにココロが伴わないと意

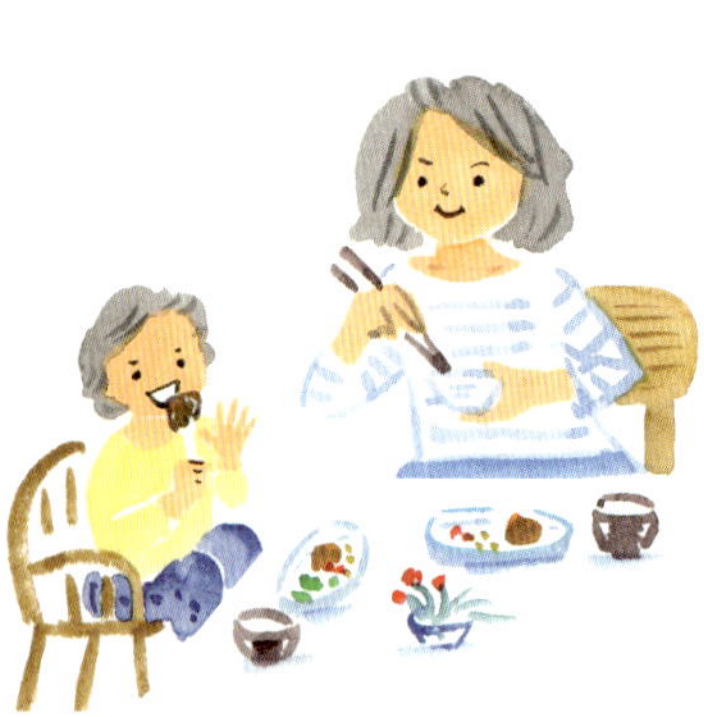

味がない。ココロが伴わないとカラダは機能しない。そう実感したのです。

「食べトレ」で、家族みんながハッピーになる！

待望の子どもを授かり、毎日がとても楽しくなりました。

これまで学んできたことを活かしながら、子どもの離乳食を準備することに、とてもやりがいを感じていました。玄米を柔らかく炊いた離乳食をつくって食べさせると、わが子も喜んでたくさん食べてくれました。

そんなとき、ふと周囲に目をやると、多くのお母さんたちが市販のベビーフードを食べさせています。ベビーフードを買ったことがなかった私は、「こんなものがあるんだ～」と興味本位で商品を見せてもらいました。原材料表示を見ると、子どもが食べるものなのに、さまざまな添加物が入っています。このことにはとても驚きました。

私は大学時代、イギリスに留学したのですが、イギリスではどんなスーパーに行っても、オーガニック商品が並んでいます。ところが、日本では違いました。オーガニック商品は、健康に気を使うごく一部の人だけが購入しているものだったので、限られた店でないと購入できなかったのです。

現在の活動の出発点になったのは、私が行きつけにしていた自然食品店が閉店すると聞いたからです。「このままでは、これまで当たり前のように使っていた食材が手に入らなくなる！」と危機感を募らせた私は、そのお店を引き継ぐことにしました。

お店で食べ物の選び方などのセミナーを開催していく中で、「子どもに何を食べさせたらいいのか分からない」と悩んでいる方にたくさんお会いしました。そんな中で、「どんなに料理が苦手でも、どんなに忙しくてもできるメソッドがあれば、きっとたくさんの方の役に立つ！」そう思い、自分がこれまで学んできたことを体系化し、日本人の体質に合っていて、実践しやすい「食べトレ」を考案しました。そして、それをみなさんにお伝えしているというのが、今の私の仕事です。

子どものためにと一生懸命がんばるみなさんの気持ちは、何も間違っていません。ただ食べ物の選び方をご存じないだけです。

食べ物を変えるとカラダとココロが抱えるさまざまな悩みが解決できます。心身ともに満たされる食べ方を実践するチカラを育ててあげることは、子どもたちに最高の未来を手渡すことだと思っています。しかも、誰でもできる簡単な方法で、子どもたちのチカラを引き出すことができるのです。そう聞くと、「ちょっとやってみようかな」と思えませんか？

忙しくても、料理が苦手でも大丈夫。「食べトレ」で一緒にハッピーになりましょう。

Part 1

毎日の「食事」が子どものチカラを伸ばす！

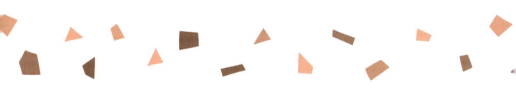

カラダとココロは、食べ物からできている

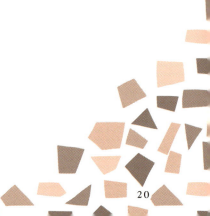

食べ物が私たちのカラダをつくっている

当たり前のことかもしれませんが、人は何かを食べないと生きていけません。

私たちは、食べたものから栄養を摂ってカラダをつくっています。つまり、私たちのカラダは、100%食べ物、飲み物からできているのです。

ところで、人の細胞の数はどれくらいあるかご存じですか？　とある論文では、これまで60兆個といわれていましたが、2013年に発表された論文では、約37兆個もの細胞があるとされています。約半分になりましたが、それでも膨大な数です。

37兆個もの細胞は、例外なく食べ物、飲み物によってつくられている――そう考えると、日々の食事がいかに大事なのかが分かりますね。少し極端ないい方になるかもしれませんが、食事をおろそかにしてしまう

ということは、子どもたちの健やかな成長をないがしろにすることと同じだといえるかもしれません。

私たちは日常的に食べ物のチカラでココロを整えている

食べ物によってつくられるのは細胞だけではありません。嬉しい・悲しい・楽しい・苦しいといった感情、つまりココロも食べ物によってつくられるのです。食事がカラダをつくる、というのはイメージしやすいでしょう。食事を変えて体型や体質が変わったという経験がある方は多いと思います。それは分かりやすい変化なので、食べ物がカラダに与える影響を実感しやすいのです。でも、ココロの変化はカラダの内側で起こることなので、目に見えません。だから、食べ物でココロまで変わると思っている方は少ないかもしれません。

それでも、こんな経験はありませんか？

- 失恋して悲しいとき、大好きなケーキを思いっきり食べた
- 仕事が一段落し、自分へのご褒美に高級レストランで食事をした
- うまくいかないことがあって、ヤケ酒を飲んだ

大人になって実家を離れ、久しぶりに帰郷してお母さんの手料理を食

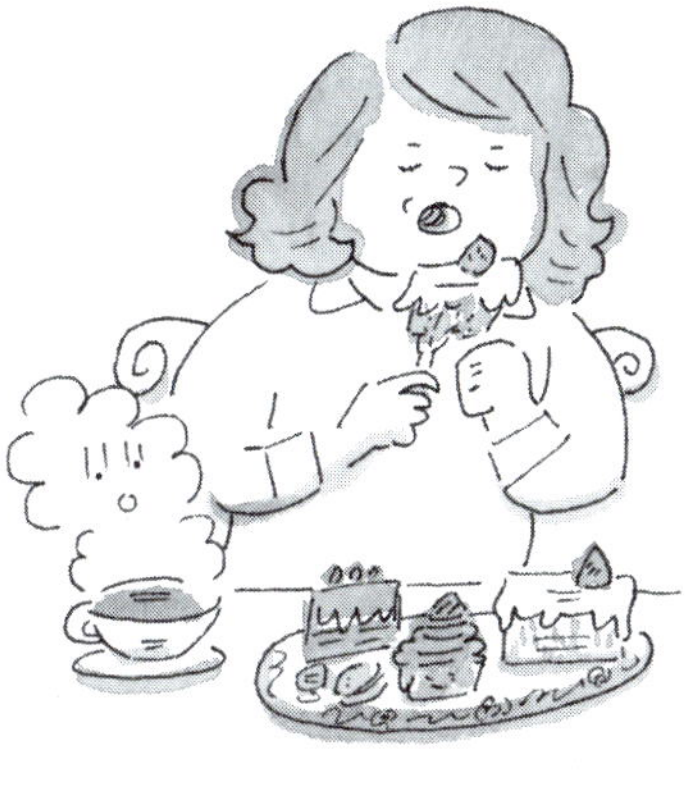

べると、ココロがほっこりとします。疲れて帰ってきたときに、温かいみそ汁を一杯飲むだけで、元気がよみがえってきたような気がします。

このように、**私たちは日常的に食べ物のチカラを借りて、ココロを整えています。**

サプリメントだけでは生きていけない

サプリメントなどの健康食品が発達し、人が生きていくうえで必要な栄養素はすべて摂れるようになったとしても、私はサプリメントだけでは生きていけないと思っています。

忙しい人が多い現代、サプリメントだけで生きていけたら、「今日の夕飯のおかずは何にしよう」といった悩みは消えますし、食材を買いに行く必要もなくなります。食後に汚れたお皿を洗わなくても済むようになるので、忙しい人にとってはありがたいことかもしれません。

それでも食べることが大好きな私からすれば、サプリメントだけで食事を終えるなんて、あまりに味気ないと感じてしまいます。数値としての栄養面は問題ないとしても、ココロが満足しないと思いますし、実際にサプリメントだけで食事を済ませている人はいないと思うのです。

わが子のカラダとココロを健やかに育てたい――そのためには、**カラダとココロを満たす食事が大切になるのです。**

食べ物が変われば、子どもが変わる！

荒れる学校と食生活

「食べトレ」のインストラクターからも、**食べ物を変えると人はココロまで変わる**という実体験を、数多く聞いています。

たとえば、インストラクターの中には、少年院で出される食事の管理栄養士をされている方がいます。彼女の担当している少年院の主食は、玄米だそうです。「食べトレ」は玄米とみそ汁を中心とした食事をおすすめしているのですが、彼女が玄米にしたほうがいいと提案したのではなく、少年院側の判断で決められていたことだといいます。

玄米は白米と比べて安いとはいえません。同等の価格か、もしくは高いくらいの金額なのに、あえて玄米にしているということは、玄米が心身によい影響を与えることを知っているからなのではないでしょうか。

『給食で死ぬ!!』（コスモ21）の著者の一人である大塚貢さんは、長野県真田町（現在の長野県上田市）にあった中学校に校長として赴任したことをきっかけに、いじめや暴力事件が多発していた中学校の給食を改善し、子どもたちの荒れた生活を立て直した経験のもち主です。

子どもたちが無気力であったり、イライラを抑えきれずに問題行動に走ってしまう原因として、お母さんが手づくりした食事ではなく、コンビニエンスストアで買った菓子パンだけで済ませたり、朝食を摂っていなかったりといった、食生活の乱れがあると気づいた大塚さんは、発芽玄米を加えた米飯給食を導入したといいます。すると、手がつけられないほど荒れていた子どもたちの態度が変わっていったというのです。

お母さんの手づくりのおにぎりでも、コンビニエンスストアで販売されている菓子パンでも、お腹が満たされれば同じかもしれません。それでも、どのようにつくられたものか、どんな素材からできているのかは、子どもたちの成長に大きな影響を及ぼすのです。

「食べトレ」で得られる変化

食べるものを変えるだけで、子どもたちの態度が変わっていく。信じられないかもしれませんが、現実に起こっていることです。でも、まだ半信半疑の方がいるかもしれませんので、もう一つ実例をご紹介したいと思います。

私のセミナーにいらしたある参加者の方から、最初は「〝食べトレ〟

なんて興味がなかったし、効果があると思っていなかった」とうかがったことがあります。でも、周囲のママ友さんが、あまりに「〝食べトレ〟がすごい」というので、半信半疑で受講したそうです。そして、「食べトレ」を実践してみると、子どもが劇的に変化したので本当に驚いたとおっしゃっていました。その方によると、お子さんはもともと落ち着きがなく、勉強もスポーツも集中して取り組むことができなかったそうです。けれど「食べトレ」を始めて、大好きだったジャンクフードを食べなくなってから、いろいろなことに集中できるようになったのだとか。**食事を見直しただけなのに、こんなに変化があるのか**と、お子さん自身もビックリしていたといいます。

　子どもは本能で食べるので、「おいしい」と感じるものしか食べません。特に、小さいときは親から与えられた食べ物しか食べないので、与えられた食べ物の中から、自分が「おいしい」と感じるものだけ、ほしいものだけを食べます。

「うちの子は、玄米やみそ汁なんて食べない」というのは親の思い込みかもしれません。**カラダとココロがおいしいと感じたら、驚くほど素直に食べるようになる**ものなんですよ。

　カラダとココロは食べたものでしかつくられないということを意識し始めると、食べ物に興味が湧きませんか？　まずは食べ物に興味をもつことから始めていきましょう。

子どもに「食べトレ」が効く理由

子どもは本能で食べる

↓

「おいしい」と感じるものだけを食べる

↓

カラダとココロがおいしいと感じたら驚くほど素直に食べる

↓

子どもが劇的に変化する

普通に食べているだけで病気になる時代

カラダとココロの健やかさと食べ物

飽食の時代です。

いろいろな食べ物があふれていますし、夜中でもコンビニエンスストアが開いているので、食べたいときに自由に食べられます。食べるのもやっとという時代から見れば幸せなことです。

でもその一方で、**現代は普通に食べているだけで病気になる時代**といえます。

たとえば、日本では2人に1人に、何らかのアレルギーがあるといわれています。また、子どもが100人いれば、その中の6、7人が、何かしら発達につまずきがあるともいわれています※。

子どもに限らず、大人でも心身に不調を抱えている人が増えています。生活習慣病をはじめとするさまざまな疾患の改善には、食生活の見直し

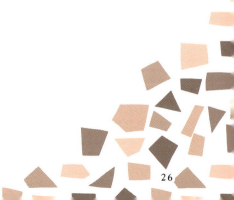

※厚生労働省『リウマチ・アレルギー対策委員会報告書』(2011年8月)、文部科学省『通常の学級に在籍する発達障害の可能性のある特別な教育的支援を必要とする児童生徒に関する調査結果について』(2012年12月) より

が不可欠ですよね。疾患の原因は複合的なものですから、食生活を見直すだけで健康になれるとはいえませんが、**私たちのカラダとココロの健やかさが、食べ物と強く結びついているということは間違いありません。**

とりわけ、子どもの肥満が問題視されているイギリスでは、2018年からシュガー・タックス（砂糖税）が導入されました。これは子どもたちに愛されている砂糖いっぱいのソフトドリンクに課税し、商品の価格を上げることで、ソフトドリンクの摂取量を減らそうという試みです。一定基準をクリアすれば課税は免れるので、飲料メーカーの一部は、砂糖の含有量を減らすなどの対応を行っています。

海外ではこうした動きも珍しくないのですが、残念ながら日本では、まだこうした動きはありません。危機感をあおりたいわけではありませんが、こうした現実もあるということを理解しておくと、子どもたちの食事を考えるうえで参考になるのではないかと思います。

「普通の健康」を目指そう

とはいえ、私は何もストイックな食生活を送って、健康を極めましょうといいたいわけではないのです。私が目指しているのは**「普通の健康」**です。健康という言葉に「普通」とつくと、少しだけ気持ちが楽になりませんか？

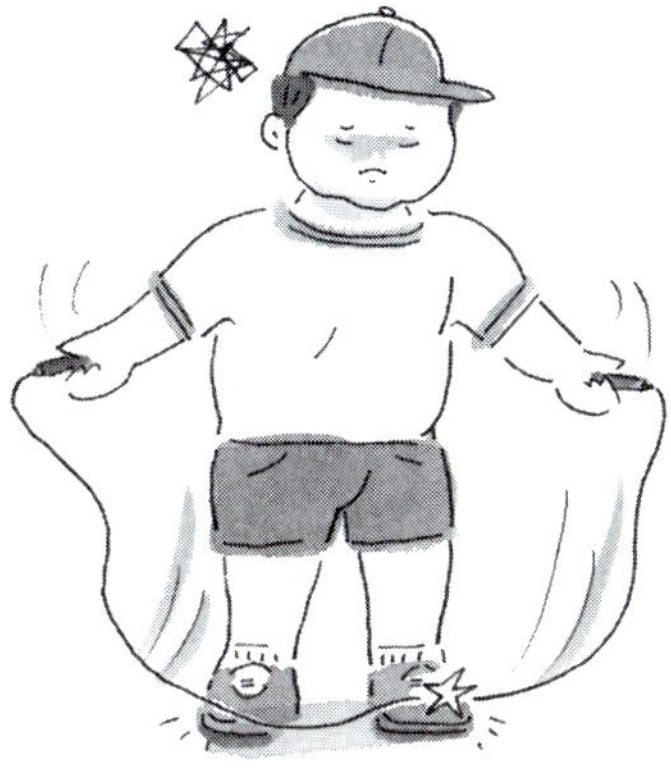

では「普通」って何でしょう？

みなさんは、たまに風邪をひいたり、頭痛がしたり、生理痛があったり、花粉症だったりと、多少の体調不良を抱えて生きていると思います。ちょっとした、あるいはたまに感じる不調は普通のことだと思っているのではないでしょうか？

でも、私からしてみると、それは「普通の健康」ではありません。何かしら痛みや不快感がある状態は普通ではなく、カラダとココロが「痛いよ」「変だよ」と何かしらサインを送っている状態だと思います。

私にとっての「普通の健康」とは、**クリアな思考ができる頭をもち、朝起きて元気に活動を始められること。**また、**新しい目標に向けてどんな努力もおっくうに感じずに行動でき、熱いハートと、それについていける強いカラダをもっていること**です。さらに、**自分を大切にできるだけでなく、他人も大事にでき、物事をポジティブに考え、辛いことがあっても乗り越えられる人**こそが健康な人だと思います。

自分の息子も含め、世の中のあらゆる子どもたちに、そんな健康な人になってほしい。自分が信じたことを貫き、がんばっていけるチカラを備えた人に成長してほしい。そんな普通の健康を備えた大人になってほしいという思いが、「食べトレ」に込められています。

「普通の健康」を目指そう！

普通の健康

- クリアな思考ができる
- 朝起きて元気に活動を始められる
- 目標に向けて努力をおっくうに感じずに行動できる
- 熱いハートと強いカラダをもつ
- 自分も他人も大事にできる
- 物事をポジティブに考えることができる
- 辛いことがあっても乗り越えられるチカラがある

「食べトレ」＝ストイックで大変なもの？

先に述べたように、現代は普通に市販されている食べ物を食べるだけで、病気になるリスクがある時代です。だからこそ「食べトレ」は、食べるチカラをトレーニングすることを目指します。

もしかしたら、ここまで読んで「〝食べトレ〟ってストイックだな」と感じている方もいるかもしれませんが、実は開発者である私自身、ストイックなことが嫌いです。無理して実行していることは長続きしないからです。食べることは一生続きますし、毎日繰り返し行います。それなのに厳しかったり、大変だったりしたら、人生を楽しめませんよね。ルールや大変さにしばられた毎日は、私でも嫌です。

ですから、本書でご紹介する「食べトレ」は、**「毎日無理なくできること」を大事にしています**。ポイントは、何となく使っていた食材の選び方を変えるだけ。調理も決して難しいものではありません。

ですから、安心して取り組んでいきましょう。

子どもの将来をつくる5つのチカラ診断

子どもの能力は食事で引き出す

陰陽五行と「食べトレ」

「食べトレ」では、子どもたちの能力を引き出すために必要なチカラを、食べ物でつくり出していきます。

子どもの能力を覚醒させていくために必要になるのは、「集中力」「好奇心」「やる気」「精神力」「基礎体力」の5つです。ではなぜ、この5つが必要なのでしょうか。

「食べトレ」の理論は、東洋医学の基礎である「陰陽五行」をもとにしています。

古代中国で生み出された統計学である「陰陽五行」は、世の中のすべての物事を「木《もく》」「火《か》」「土《ど》」「金《ごん》」「水《すい》」という5つのエレメントで分類しています。この「木火土金水」に合わせて、人のカラダ（特に内臓）も5つに分類して考えることができます。「五臓六腑《ごぞうろっぷ》に染みわたる」といった言葉を聞いたことがあるのではないかと思います。この「五臓」

とはまさに、「肝《かん》」「心《しん》」「脾《ひ》」「肺《はい》」「腎《じん》」で、人の臓器を表しています。

必要なチカラをチェックしてみよう

子どもたちがもっている能力を引き出していくには、「五臓」を健やかな状態に保たなければいけません。

たとえば、子どもの集中力があまりないように見えるのだとしたら、「五臓」の中の関連する臓器を整えてあげることで、集中力不足を改善していくことができます。

まずは、次のページのチェックシートを利用して、子どもに必要なチカラを見ていきましょう。

「Ｎｏ」の個数が多いものは、子どもに備わっている可能性が高いチカラで、逆に「Ｙｅｓ」が多いものは、子どもに不足しているチカラだと判断できます。

まずは、今、どんなチカラが足りていないのかを確認しましょう。

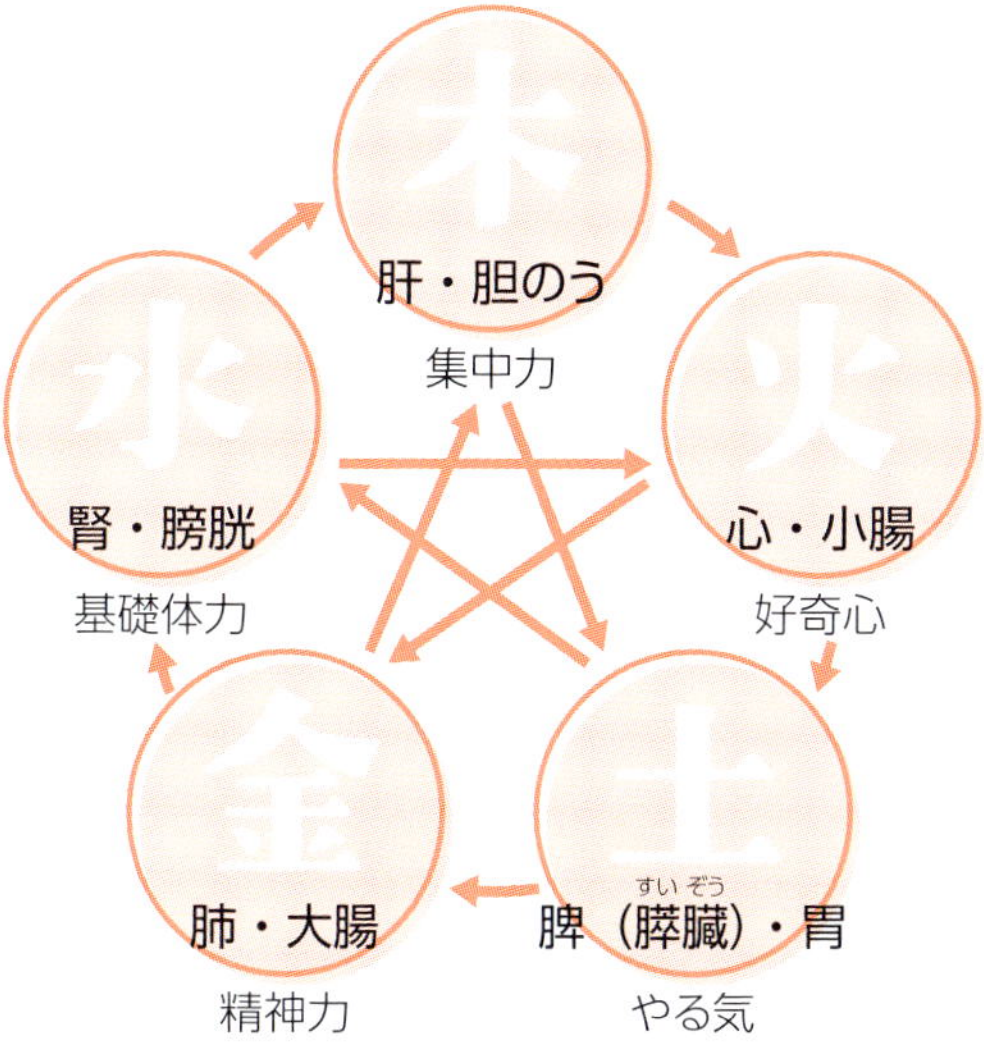

やる気をチェック！

太っている	Yes / No
小さなことでくよくよする	Yes / No
ほかの子と比べて食べる量が多い	Yes / No
なかなか行動に移せない	Yes / No
気が小さい	Yes / No

Yesの数は？

個

精神力をチェック！

よく泣いてぐずる	Yes / No
鼻水がよく出る	Yes / No
便秘がち	Yes / No
皮膚がカサカサする	Yes / No
咳や痰が出やすい	Yes / No

Yesの数は？

個

基礎体力をチェック！

虫歯がある	Yes / No
中耳炎になりやすい	Yes / No
車酔いする	Yes / No
人見知りをする	Yes / No
怖がりで、新しいことを嫌がる	Yes / No

Yesの数は？

個

不足しているチカラをチェックしよう

それぞれの項目の Yes の個数を記入してください。
Yes の数が多いほど、
そのチカラが足りていない可能性があります。

集中力をチェック！

目が悪い、近視、遠視、乱視、疲れやすい	Yes / No
まぶたがぴくぴくする、貧乏ゆすりをする	Yes / No
すぐに怒る	Yes / No
よく騒ぐ	Yes / No
イライラする	Yes / No

Yesの数は？　　個

好奇心をチェック！

すぐに息が切れる	Yes / No
夜なかなか眠れない	Yes / No
汗をかきすぎる	Yes / No
低体温だ	Yes / No
貧血や低血圧がある	Yes / No

Yesの数は？　　個

不足しているチカラが教えてくれること

　子どもに不足しているチカラが分かったら、今度はそのチカラがどんな臓器と結びついているのか、チカラが不足していることで出やすい感情やココロの状態を見ていきます。そして、それぞれのチカラを伸ばす食材については、Part 3で紹介しています。

　「食べトレ」を始めると、子どものイライラがおさまったり、堂々と自分の思っていることをいえるようになったりと、その違いを感じられるようになると思います。まずは、子どもにどんなチカラが足りていないのかを知ることから始めましょう。

臓器や感情との関係

	臓器	感情	不足すると…
集中力	肝・胆のう 機能 代謝・デトックス	怒	イライラ、キーキー、すぐにカッとなる
好奇心	心・小腸 機能 造血・血液循環	喜	「つまんなーい」「べつにー」冷めている
やる気	脾（膵臓）・胃 機能 エネルギー製造工場	思・憂	やりたい気持ちがあっても動けない
精神力	肺・大腸 機能 排出	悲	ぐずりやすい、泣き虫、ココロが弱い
基礎体力	腎・膀胱 機能 水分代謝・生命力	恐	引っ込み思案、人見知り、自分に自信がもてない

年齢別

子どもを伸ばす食事の考え方

今、一番大事なことを知る

具体的に、子どもに何を食べさせればいいのかを理解していく前に、**年齢別に食べることの意味と目的**を考えていきましょう。

「食べトレ」のイベントに集まった方々に「何を食べさせておけば安心ですか？」「これさえ食べておけばいい食べ物とは？」と聞かれることが多くあります。何を食べさせるのかにばかり意識が向いてしまう気持ちも分かりますが、食べることの意味と目的を見失ってしまっては、食べることで得られる効果も半減してしまいます。

また、現代社会は情報であふれています。何か困ったことがあったときに、さっと確認できる情報が身近にあるというのは安心できる反面、何が正しい情報なのかと惑わされることにもつながります。情報に惑わされないためにも、**「子どもにとって一番大事なこと」**を年齢別に理解しておくことをおすすめします。

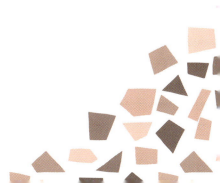

年齢別 子どもを伸ばす食事

	どんな時期？	ポイント
～生後半年	母乳を通して味覚の基礎を育てる	● お母さんの食べたものが、すべて母乳のもとになる
半年～1歳	腸内環境のベースをつくる	● 離乳食は下の歯が生えてから ● 離乳食を始めるタイミングで、何を食べさせるかが重要 ● 玄米の重湯がおすすめ
1～3歳	味覚のベースをつくる	● 脳が発達する＝味覚も発達 ● イヤイヤ期が落ち着いてきたら、与える食材を増やしていく ● 成長に合わせて必要なものを食べさせる
3～6歳	食材の種類を知る	● 超絶偏食マックス期 ● 食の世界の広さを伝える ● 身近な食材で一般的な家庭料理を
6～9歳	味覚が定着する	● ここまでに覚えた味覚は一生ついて回る ● 外食経験を制限しなくてもよい

～生後半年 母乳のみの時期

この時期の子どもは、お母さんの母乳だけで栄養を補っています。母乳が出なくて粉ミルクを利用しているお母さんもいらっしゃると思いますが、子どもに母乳を飲ませているお母さんは特に、ご自身が食べるものを大事に考えましょう。**お母さんが食べたものが、すべて母乳のもとになる**からです。

母乳のみで育つこの期間に便秘になる子どもが多いといいます。運動不足など、ほかの要因も考えられますが、子どものカラダをつくっている母乳も原因の一つとして考えられます。

母乳を与えている期間は、アルコールを飲んではいけないという話はよく耳にしますし、気をつけている方も多いでしょう。しかし、それ以外の食べ物になるとあまり気にしていない方が多いようです。母乳は、お母さんが食べたものからつくられます。そう考えると、アルコールだけではなく、食事全般にも気を配りたいものですね。

少し話は変わりますが、江戸時代、日本人の食事は玄米とみそ汁が中心で、おかずは漬物や魚類などごくわずかだったといいます。「開国」

後の視察のために来日していたドイツ人が、日本人のお母さんたちの母乳の出がよいことや、米俵を2、3俵担いで歩いている女性のパワーの強さに驚いたそうです。

新幹線や飛行機のない時代、人々は自分たちの足で歩いて移動しました。江戸時代に日本各地を走り抜けた飛脚たちは、白米を食べるようになると、思うように走れなくなり、それまで食べていた玄米に戻したという話もあるくらいです。

現代のように、嗜好性の高い食べ物や栄養ドリンクはなかったわけですから、人は毎日の食事からしか栄養を吸収していなかったはずです。それでも現代と何ら変わらないどころか、今では考えられないほどのパワーを発揮していたのです。そう考えると、食事を意識するといっても昔と変わらない食生活で十分なのではないか、と思っています。

ちなみに赤ちゃんが生まれたばかりなのに母乳の出が悪いと悩んでいる方も多いようです。残念ながら「これを食べたら明日からすぐに母乳が出る」といえるような魔法の食べ物はありません。しかし、これから出産を控えているなら、食生活を見直すことで母乳の出やすいカラダに整えていくことはできます。その食生活こそが「食べトレ」で実践する玄米とみそ汁を中心とした食事です。

本書は、子どものチカラを伸ばすための食生活について紹介していま

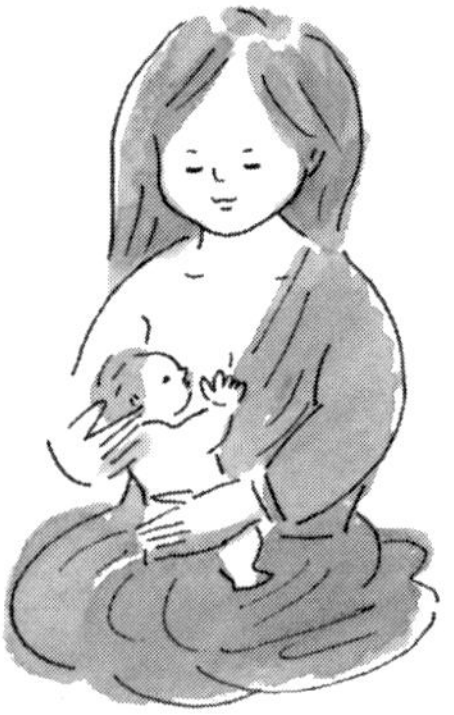

すが、子どもだけでなく、大人にとっても効果があるものですよ。

半年〜1歳 腸内環境のベースをつくる時期

赤ちゃんの下の歯が生えてきたころから、離乳食がスタートします。多くの育児書には、離乳食は5カ月からと書いてありますが、下の歯が生えてきたタイミングを目安にするといいでしょう。歯が生えていないということは、赤ちゃんのご飯を食べる準備がまだ整っていないことの表れです。歯が生えていないのに離乳食を与えられた赤ちゃんは、ご飯を嚙めないので消化できず、腸が荒れたり、アレルギーの原因になったりするということもあるので注意しましょう。

離乳食を食べ始める前の赤ちゃんは、お母さんの母乳（もしくは粉ミルク）からしか栄養を吸収しないので、赤ちゃんの腸内環境に生息する常在菌は、お母さんの常在菌をまるっともらっています。でも、離乳食という今まで食べたことのなかったものが腸内に入ってくると、途端にいろいろな菌も入ってくることになります。つまり、離乳食を始める時期というのは、**赤ちゃんの腸内環境のベースがつくられる時期になるため、このタイミングで何を食べさせるのかが、とても重要になります。**

それでも、いきなり大人と同じものを食べることはできません。お母さんにとって、離乳食づくりはとても面倒。ですから、市販の離乳食を活用したり、大量につくって冷凍しておいて、食べる分だけ電子レンジでチンしたりするということになる方も多いのでしょう。しかし、一生つきまとう腸内環境のベースをつくる大事な時期だと考えるならば、**この時期にこそ本当に心身によい食べ物を与えたいものです。**

しかし、難しく考える必要はありません。「食べトレ」では、消化吸収に配慮して炊いた玄米（重湯）から食べさせていきます。最初は玄米クリーム、あるいは10倍粥からスタートし、そこにほんの少しみそを加えると、味に変化がつきます。野菜類はみそ汁の具として少しずつ食べさせていきます。赤ちゃんも喜んで食べてくれますよ。玄米クリームは市販品もあるので、上手に活用できるといいですね。

誤解している方も多いのですが、「1日30品目を食べるのが健康によい」といわれた時代は終わりました。一生懸命30品目を摂ってもカロリーオーバーになるだけ。厚生労働省などが発表している『食生活指針』を見ても、現在は「30品目食べよう」とは書いてありません。

ちょっと極端な例かもしれませんが、たとえばパンダは笹しか食べていません。あれだけ大きなカラダをもったパンダが、笹だけ食べて生きているというのは少し不思議ですよね。もちろん人間は草食動物ではないので、笹だけでは生きていけませんが、**動物である人間が生きていく**

うえで必要な食材の種類は、それほど多くはないのです。

「食べトレ」のインストラクターの中に、4歳と1歳になる2人の子どもを抱えたお母さんがいます。下のお子さんが生まれる前に「食べトレ」に出合った彼女は、下のお子さんが生まれたときから「食べトレ」を実践。玄米の重湯に少しみそを足したものを離乳食として与えています。先日、1泊2日の勉強会を開催し、彼女も子連れで参加していたのですが、食べトレベビーは本当に穏やか。ちょっとぐずっても、少しあやせば、またもとの笑顔に戻ります。泣き叫ぶということがないのです。

離乳食の準備が大変だなと思っているお母さんも、とりあえず玄米さえキープしておけばいいと分かったら、気持ちがかなり楽になりませんか？

1〜3歳 味覚のベースをつくる時期

子どもの脳の大半が、3歳までに形成されるという話をよく聞きます。脳のエネルギー源はブドウ糖です。そのためか、小さい子どもは、ご飯やパンといった炭水化物をよく食べたがりますね。

脳が発達するということは、味覚も発達するということです。これまで玄米とみそ、そしていくつかの野菜しか口にしてこなかった子どもの味覚のベースづくりとして、いろいろな食材を食べさせ、味わったことのない味覚に触れさせることが大事です。

その一方で、2歳になり子どもがイヤイヤ期に突入すると、目にするものすべてに対して「イヤ」という反応を示すようになります。そこでどんなにさまざまな食材を見せても、すべてが「イヤイヤ」で、興味をもってくれません。そうした時期に無理やり新しい食材に触れさせなくてもいいと、私は思います。

イヤイヤ期が落ち着いてくると、自己主張はあるものの、言語能力もついてくるので、親子でのコミュニケーションがスムーズになってきます。そうやって**少し落ち着いてきたら、徐々に与える食材を増やしていきましょう**。こちらも、玄米とみそをベースにしながら、大人が食べるものを柔らかくして与えれば大丈夫です。

私は何かに迷ったときなど、よく100年前の日本と比較するのですが、100年前は手に入る食材が今ほど多くはなかったので、身近にある食材を子どもにも食べさせていたはずです。となると、親の食べているものを柔らかくして与える程度のことしかできなかったと思います。現在のように、「子ども専用」といった別対応はしていなかったはずですよね。そして100年前の日本で食べられていたものは、玄米とみそなのです。

育児書を読むと、「何歳で〇〇を食べさせる」と書かれてありますが、実際のところは、すべての子どもが同じように成長していくわけではありませんよね。また、同じようにしなければいけない理由もありません。だから惑わされず、**子どもの成長に合わせて、食材を一つひとつ試したり、切り方を工夫したり、かたい・やわらかいといった食感を考えたりするなど、様子を見ながら食べさせてあげてください。**ご飯とみそ汁を中心にすると、つくるのがとても楽になりますよ。

3〜6歳　食材の種類を知る時期

イヤイヤ期が落ち着き、**小学校に入学するまでの時期は、食材のバラエティーの豊かさを知らせることが大事**です。ただ、無理に食べさせなくても大丈夫。**知らせるだけでいいのです。**

５歳くらいの子どもを、私は**「超絶偏食マックス期」**と呼んでいます。自己主張ができるようになる分、偏食がピークに差し掛かる時期だからです。

偏食がなく、何でも素直に食べる子どももいますが、食へのこだわりが強く出てきた子どもに対して、無理やり食べさせる必要はありません。たとえば、昨日枝豆を食べたのに今日は平気で「食べたくない」といってくることもあるでしょう。でも、この時期の子どもにとっては、ごく

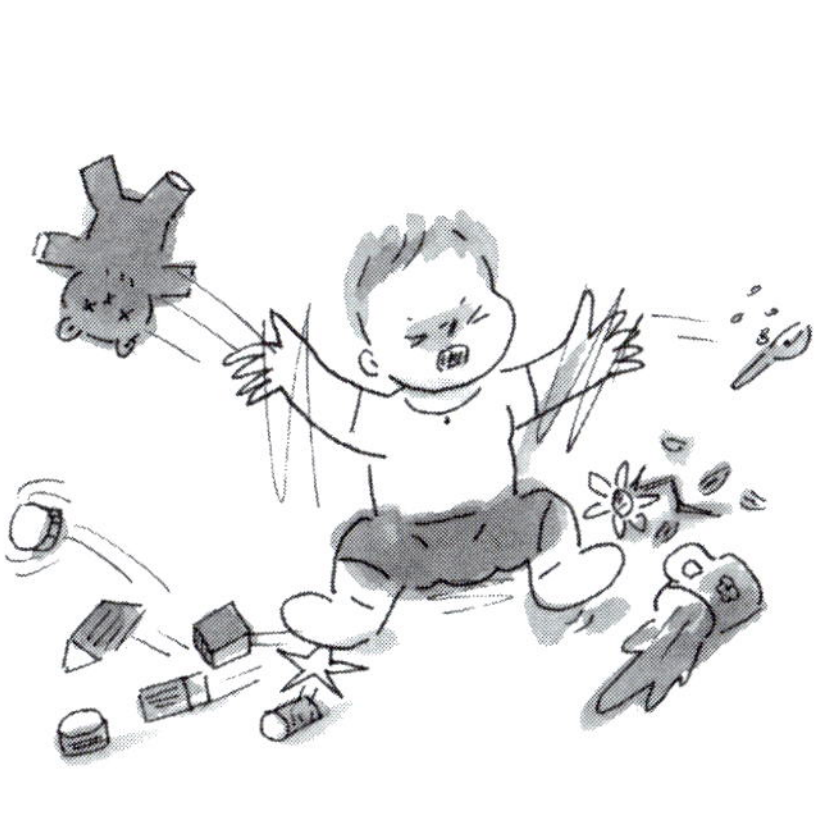

一般的なこと。もう少し成長したら、偏食は自然とおさまってきますから安心してください。

ですが、この時期には、**食の世界の広さを伝えておく**という重要な役割があります。

まずは、大人が食べているもの、目新しいものなどを、何でも食卓に並べて子どもに見せてください。世の中にはこんなにたくさんの食べ物があるのだと伝えていきましょう。小学校に入っていない子どもたちにとって、食に関する一番の情報源は、わが家の食卓なのです。そこで目にしない食材は、この世に存在しないことと同じになってしまいます。だからどんどん見せてあげましょう。

このときに注意したいのは、**身近に存在する食材を使った、ごくごく一般的な家庭料理を見せてあげること**です。日本人が昔から食べてきたものであれば、凝った料理をつくる必要はないのです。

ぱくぱくと食べてくれることは期待せず、食べたらラッキーくらいに思っておくと気持ちが楽になりませんか？　そもそも食べたことのないものが目の前に現れたら、戸惑ったり、抵抗したりするのは普通のこと。人は、用心深く新しいものを受け入れていくものなので、つくったものを食べないからといって不安にならなくても大丈夫です。

6〜9歳　ここまでに覚えた味覚は一生ついて回る

玄米の重湯とみそ汁からスタートし、さまざまな食材を口にすることで味覚を養ってきました。9歳くらいまで成長すれば、食の教育という点でも一段落といえるでしょう。

6歳になると子どもたちは小学校に入ります。学校の給食を食べたり、お友だちとおやつを買って食べたりするという機会が増えていきます。つまり、**親が与えるもの以外の食べ物を口にすることや、家族以外の誰かと食事をする機会が日常に入ってきます**。家庭の中だけでは得られない体験は、食の学びを深めてくれるので、そこを無理に制限する必要はないと、私は思います。

日本マクドナルドの創業者である藤田田氏は、人は12歳までに食べたものを一生食べるという持論をおもちでした。子どものころにマクドナルドの商品を食べた子どもたちが、大人になってマクドナルドに帰ってくるように、子どもをターゲットにしていたという話は有名です。

それくらい**子どものころに覚えた味覚は一生ついて回ります**が、9歳くらいまでに完成された味覚は一生変わらないといわれています。これは裏を返せば、この時期以降に多少ジャンクフードを食べたところで、味覚が大幅に変わることはないということなので安心してください。

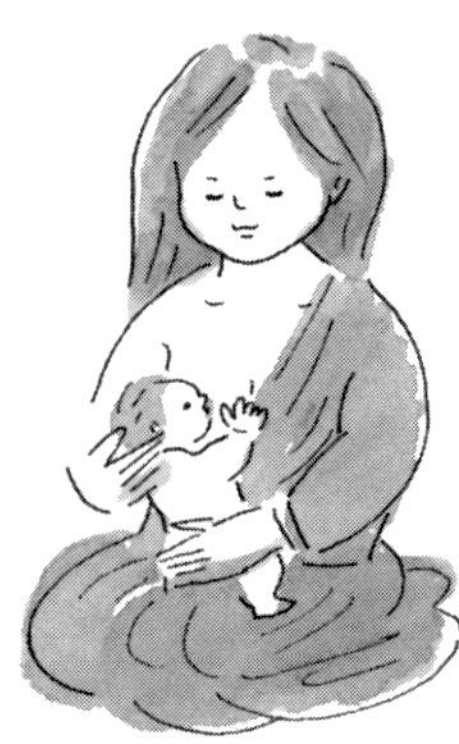

Part 2

子どものチカラを伸ばす食事術❶

食べないほうがいいものを知る

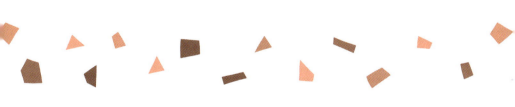

「食べてはいけない食べ物」は、一つもない！

Ｐａｒｔ１では、子どもにとっていかに毎日の食事が大切なのかについてお伝えしました。ここからは、どのようにして「食べトレ」を実践していったらいいのかを説明していきたいと思います。

まず、「食べトレ」には3つのステップがあります。

❶食べないほうがいいものを知る
❷食べたほうがいいものを知る
❸「出せるカラダ」をつくる

Ｐａｒｔ２では、「食べトレ」の最初のステップである「食べないほうがいいものを知る」からお伝えしていきます。

食べ物を無理に制限していませんか？

スーパーに出かけて商品を手に取り、成分表示に目をやると、原材料

「食べトレ」3つのステップ

❶ 食べないほうがいいものを知る
↓
❷ 食べたほうがいいものを知る
↓
❸「出せるカラダ」をつくる

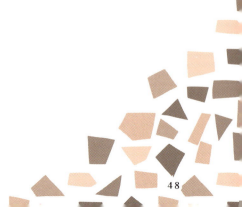

名の部分に、「これは食べてもいいのかな?」と疑問に思ってしまうような成分が並んでいる……こういうこと、けっこうありませんか?

「添加物が気になる」

「自分でつくっていないお弁当だと、何が使われているのか分からない」

「ジャンクフードは食べさせたくない」

大切な子どものために、できる限りいいものを食べさせたいと願う親心はよく分かります。しかし、好きなものを制限なく食べている人から見ると、厳しく食事制限をしている人は、ちょっと不自由に見えるようです。

「一緒に食事に行くと、レストランが選べなくて困る」

「好きなものが食べられなくてちょっとかわいそう」

「厳しい食事制限は、見ているこちらも辛い」

こうした言葉に、落ち込んだ経験のある方もいらっしゃるかもしれません。

私も食べるものを選んでいるので、

「ギールさんへのお土産って何にすればいいのか悩みます」

「どこのレストランなら、食事できますか?」

などといった質問をされることも多く、周囲の人とどうやって食事を楽しめばいいのかと悩む方の気持ちが理解できますし、ご相談をいただくことも多くあります。その一方で、ストイックになるあまりに、楽しいコミュニケーションの場であるはずの食事会などで、一切食べ物を口にしない方を見かけると、「食べることを楽しんでいらっしゃるのかな?」と、ちょっとだけ心配になったりします。

食べ物に感謝しよう

両方の気持ちが分かるからこそ、最初に一番大事なことをお伝えしておきます。それは、**「絶対に食べてはいけない食べ物なんて、この世にはない」**ということです。

ビックリされましたか? でも本当のことなんですよ。

自分の子どもが通う学童保育所で出されるおやつに対して、「うちの子に変なものを食べさせないでください」といってしまう人も少なくないと聞きます。

自分が信じることを貫きたいという気持ちは誰にでもあります。大切な子どもが外で何を食べているのか、四六時中監視することなんてできないからこそ、親としては気になってしまいますよね。

気になるという気持ちが、結果として自分だけでなく周囲にも厳しさを求めてしまうことになってしまうのは残念なことです。「あれもこれもダメ」ではなく、**「この世の中に食べてはいけない食べ物なんてない」と考え方を少し変えてみるだけで、気持ちがとても楽になりますよ。**

食べるものを正しく選択する方法をお伝えしている私が、「食べてはいけない食べ物なんてありません」というと、不思議に思われるようです。でも本当に、絶対に食べてはいけない食べ物なんてないのです。

お友だちとのホームパーティーの席にいつもは食べないものが並んでいて、みなさんが楽しそうにおしゃべりしながら、ワイワイ盛り上がっているなら、それでいいじゃないですか。たまにジャンクフードを食べたからといって、体調が急激に悪くなることなんてないので大丈夫です。

本来であれば、私たちが食べ物を口にすることができるだけでありがたいものです。戦争中などの食べられない時代を思えば、食べ物が食べられるだけでありがたい。つくってくれた方々に感謝して、ありがたくいただくべきだと、私は思います。

「カラダに悪い」という考え方にがんじがらめになって、食べることを楽しめなくなったり、食べ物に感謝の気持ちをもてなくなったりしては本末転倒ですよね。

この世に食べてはいけない食べ物なんてないということに気づく。それが「食べトレ」の第一歩です。

「食べないほうがいいもの」の、カンタンな見分け方

「食べ物ではないもの」は食べない

この世に食べてはいけない食べ物はありませんが、「食べないほうがいいもの」はあります。では、何に注意して食べ物を選んでいけばいいのでしょうか。食べないほうがいいものを、どう見分けていったらいいのでしょう？

食べないほうがいいものの見分け方はたった一つ。それは、**「食べ物ではないものかどうか」**です。

「食べ物ではないものって、意味が分かりません！」

そういった声が聞こえてきそうですね。

食べ物ではないものって、何のことでしょうか。

私が考える食べ物ではないもの。それは**人工的な食べ物**のことです。自然の中で生産されたものではないものや、添加物や農薬を使って加

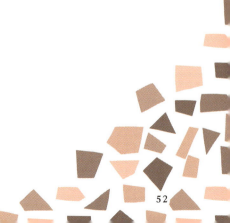

食べ物ではないもの

- 自然の中で生産されたものではないもの
- 添加物や農薬を使って加工したもの

工されたもの。そういった人工的な食べ物は、はたして「食べ物」と呼べるのでしょうか？

何かしら化学薬品が使われた人工的な食べ物は、それがたとえクリーンな工場内で製造されたものであったとしても、自然には存在しないものですから、**消化にとても負担がかかります。**

人工的なものかどうかを見分け方の軸にすると、食べないほうがいいものが、かなり絞られてくるのではないかと思います。

しかし、どんなに気をつけていても、これらの化学的なものを完全に排除するのは、今の日本では難しいでしょう。これらは食中毒や伝染病を防ぐために、食品業界にはなくてはならないものになっているからです。

こうした現実をふまえながら、**できる限り「食べ物ではないもの」を避けるようにする**、ということを始めてみませんか？

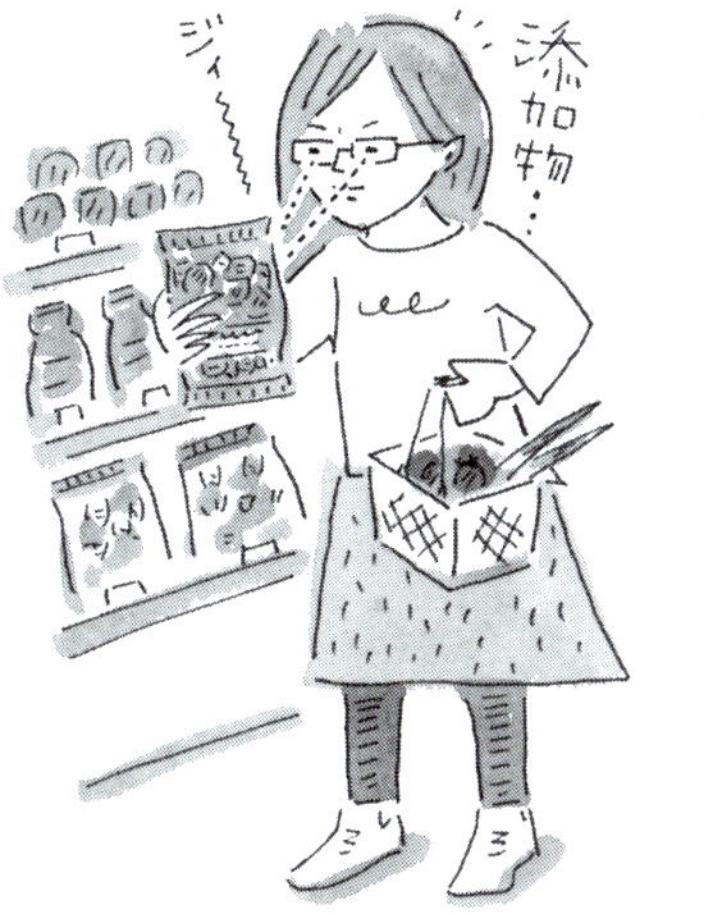

「みんなが食べているから安心・安全」とは限らない

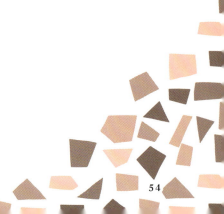

「ハレの日」と「ケの日」

食事には、「ハレの日」のための食事と、「ケの日」のための食事があります。

「ハレの日」のための食事とは、お誕生日などのイベント時や、外出先での食事など、普段とは違う特別な日の食事のことを指します。

基本的に「ハレの日」は、何を食べてもいいと思っています。高級レストランでフレンチを食べてもいいし、屋台やファストフード店などでジャンクフードを食べてもいい。好きな食べ物を思いっきり食べる場は、家族や友人など、ともに過ごす人との交流の場でもあって、ココロを通わせることが目的なので、「ハレの日」こそ自由に食事を楽しむことが大切だと思います。

一方の「ケの日」とは、「ハレの日」とは真逆な日です。「ハレの日」ではない、つまり日常のことで、朝・昼・晩と3回食べます。ただ、毎日のことだからこそ、「適当でいい」「何でもいい」「何となく」ではもったいないと、私は思います。

「みんなが食べているから安心・安全」という意識は捨てよう

「ケの日」は「ハレの日」に比べて、何倍も日数が多いので、ココロやカラダに及ぼす影響も大きくなります。それなのに「ケの日」の食事が適当になってしまっている人が、意外にも多いように感じます。

- 何となくよさそうなもの
- テレビで宣伝していたもの
- 人からいいと聞いたもの
- 簡単につくれるもの
- 安く手に入るもの

子育てや仕事に忙しいみなさんは、このような基準で食事を選んでいませんか？　しかし、残念ながらそれでは、本当にいいものを選んでいるとはいい難いのです。

なぜなら、**私たちの生活に日常的にあふれている食品には、添加物など、ココロとカラダに負担をかけてしまうものが当然のように入ってい**

るからです。
むしろ添加物などが入っていない食品のほうが特別な存在で、無添加の食材を入手するほうが難しい世の中になっているように感じます。**みんなが食べているから安心・安全だとはいい切れない**のです。

食べないほうがいいものベスト3

ここまでをふまえて、「食べトレ」では、「食べないほうがいいもの」として、次の3つの食材をあげています。

おすすめしていない食材があると聞くと、「絶対に食べないほうがいい」と思われがちですが、先ほどもお伝えしたように、食べてはいけない食べ物はありません。**「子どもたちのカラダとココロへの影響を考えると、積極的に食べないほうがいい」「嗜好品として、たまに食べる程度にしておいたほうがいい」**という意見としてお伝えしているので、そこまで神経質にならなくても大丈夫です。

❶ 牛乳（乳製品）
❷ 砂糖
❸ 小麦粉

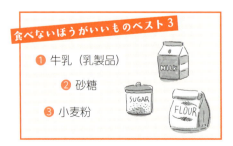

食べないほうがいいものベスト3

❶ 牛乳（乳製品）
❷ 砂糖
❸ 小麦粉

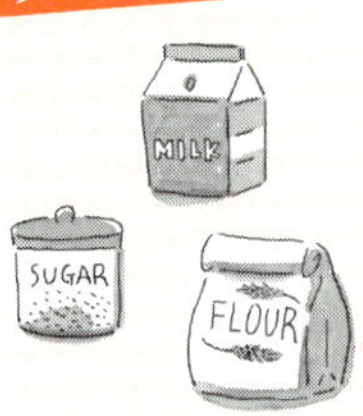

ぱっと見る限り、どれも私たちの食生活に欠かせない食材のように思えますよね。食べないほうがいいと考える理由は、次のページ以降で詳しくお伝えしますが、この3つの食材を食べなければ、何をどれだけ食べてもOKかといえば、そういうわけではありません。**どんな食材でも食べすぎはNG。**昔からいわれていますが、やはり**「腹八分目」**が理想です。

果物はほどほどに

たとえば、子どもが甘いものをほしがってどうしようもないとき、せめてお菓子ではなく果物を食べさせてみてはとアドバイスをすると、果物をてんこ盛りで子どもに与えてしまう方がいらっしゃいます。

多くの方は、「子どものためによい食事を」と、一生懸命です。だから、「○○がいい」と聞くと、すぐさま取り入れるのです。お子さんの食生活に真剣に向き合っている、とても真面目な方々だなと感じます。しかし、真面目ですぐに実行に移す行動力がある分、一生懸命になりすぎてしまっているのではないかと思うこともあります。

果物の甘さは天然のものなので、人工的な甘さのお菓子よりもいいとは思いますが、**果物は食べすぎるとカラダを冷やします。それに果物は糖度がとても高い**のです。ご飯の前に食べてしまうと、お腹がいっぱいになって大事な食事が入らなくなってしまいます。

食べすぎと判断する量には個人差がありますが、私は1週間に2、3回が適量だと考えています。その範囲内であれば、食べすぎということはないでしょう。

果物についても、一切食べないほうがいいとか、たくさん食べたほうがいいとかいうのではなく、ほどほどが一番です。

繰り返しになりますが、「どんな食材でも食べすぎはNG」ということを忘れないでくださいね。

食べないほうがいい「牛乳（乳製品）」のお話

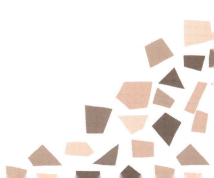

牛乳は嗜好品

日本の学校給食では牛乳が出されることが多いので、日本人は牛乳が健康にいいというイメージを強くもっています。しかし、私は「牛乳は嗜好品」だと考えています。日常的に飲むことは、おすすめしていません。

そもそもの話をすると、牛乳は牛の赤ちゃんが飲むものであって、人間の飲み物ではありませんよね。それなのに、どうして人間が毎日飲むべきものになってしまったのかと、疑問に思うこともあります。

乳牛がどのような飼育環境で育てられているのか、私たちには分かりません。どんな餌が与えられているかも分かりませんし、牛乳が搾取されてから、どのように殺菌消毒がされているのかも分かりません。特に、最近の牛乳は、ホルモン剤や抗生剤などが含まれていたり、なおかつ高温殺菌でタンパク質が変質してしまっていたりするものもあるため、消化しにくいといった問題点もあります。

そう考えると、どんなに「搾りたて」「安心・安全でフレッシュ」といわれても、そこまでしてなぜ牛乳を飲まなければいけないのかと疑問に感じてしまいます。

もちろん、たまには紅茶などの飲料に入れて甘い風味を楽しみたいというときもあるはずです。ほっこりしたいときに飲むカフェオレもおいしいですよね。そんなときは牛乳を飲んでも構わないと思いますし、嗜好品としてたまに楽しむ程度であれば、子どものカラダに影響が出ることもないでしょう。

ただ、私は**毎日飲む必要はない**と思うのです。


「学校の給食で毎日のように飲み続けるので不安だ」という声を聞くこともあります。私が子どものころは、牛乳を含め、給食を残すことは許されないことという風潮がありました。完食することが、給食をつくってくれた調理師のみなさんや、給食のもとになる食材などを育てる農家さんに感謝を伝える方法だと学んできました。

しかし、最近ではアレルギーや宗教的な問題もあり、何を食べるのかという選択を尊重してくれる先生も増えています。「牛乳を飲ませたくない」という思いをおもちでしたら、担任の先生にご相談されてもいいのではないでしょうか。

ライスミルクで代用できる

牛乳が好きな方には、**代替品としてライスミルクをおすすめしています**。アーモンドミルクもいいのですが、オーガニックのアーモンドミルクは、日常的に使うにはちょっとためらってしまうほど高額です。そうした観点から総合的に判断すると、ライスミルクがベストだと思います。

「豆乳はどうですか?」という声も聞きますが、豆乳はあまりおすすめしていません。豆乳はカラダを冷やす作用がありますし、特に女性は大量にイソフラボンを摂取することで、ホルモンのバランスが崩れやすくなることがあるためです。

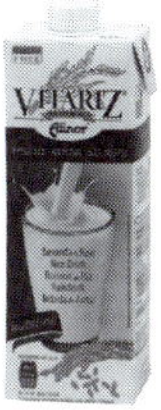

ライスミルク

VITARIZ ナチュラル

日本販売元：有限会社サラダボウル

☎06-6378-2117

食べないほうがいい「砂糖」のお話

そもそも日本食は砂糖が多い

ケーキ、まんじゅう、アイスクリームにプリンと、甘いデザートは本当においしいですよね。私は、食習慣を見直してから、砂糖を使ったデザートを食べることはほぼなくなりましたが、子どものころは砂糖中毒といえるくらいに甘いものが大好きだったので、砂糖がほしくなる気持ちはとても理解できます。

甘いデザートを一切絶ってしまう必要はありません。甘いものをガマンしてストレスをため込むくらいなら、適度に食べても構わないと、私は思います。食べることで得られる幸福感はとても大きいものです。その幸福感をストイックにガマンしてしまうなんて、それこそ不健康ではないでしょうか。

週に1回、家族そろって大好きなケーキ屋さんのケーキを食べることが楽しみならば、それはガマンしなくてもいい。そのほうが、家族全員がハッピーになると思いませんか？

他国と比較して、日本食はそもそも砂糖の使用量がとても多い食事です。おかずになるものを砂糖で煮て、甘く味つけするという、ちょっと特徴的な調理法だといえます。海外では、甘いものはデザートという意識があるので、おかずに砂糖を入れるという調理法はあまり見かけません。

ですから、甘いデザートをガマンするのではなく、**食事に使う砂糖を抜くことから始めると効果的で、それだけでもかなりの量の砂糖が抑えられます。**工夫次第で、砂糖の摂取量は調整できるので、砂糖は絶対に口にしてはいけないと思い込む前に、ちょっとだけ砂糖とのつき合い方を考えてみませんか？

また食事に関しても、**天然の甘味料である甘酒や、昔ながらの製法でつくられたみりんを上手に使う**ことで、ほんのりと甘味のきいた煮物などがおいしくできます。調味料の選び方は、Ｐａｒｔ ３でお伝えしますが、調味料を見直すだけでも砂糖の量を減らすことができます。

砂糖の中毒性には要注意

そもそも、どうして砂糖を減らすことをおすすめしているかというと、

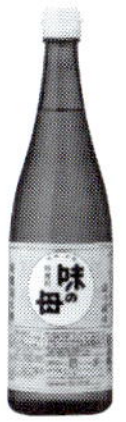

みりん※

味の母

販売元：味の一醸造株式会社
☎ 04-2954-3319

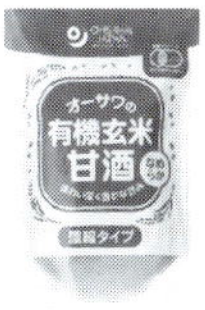

甘酒

オーサワの
有機玄米甘酒（なめらか）

販売元：オーサワジャパン株式会社
☎ 0120-667-440

※本製品は、酒税法上のみりんではなく、「醗酵調味料」となります。

砂糖を摂りすぎると、虫歯になりやすくなったり、糖尿病のリスクが増したりといった問題があるからです。また、砂糖はサトウキビや甜菜（砂糖大根）を砕いて、石灰乳（水酸化カルシウム）といった薬品を加えて精製されます。自然の中で生産されたものとは、とてもいえません。

さらに注意が必要なのは、**砂糖がもつ中毒性**です。**砂糖を摂取し続けていると、摂取しないと気が済まなくなってくる**のです。砂糖を摂らないと、集中力が続かない、気持ちが落ち着かない……こんな状態になることもあるといいます。

砂糖の問題点をしっかり理解したうえで、つき合い方を考えていけるといいですね。

2週間の「砂糖抜き」でカラダが変わる！

砂糖の量をコントロールしたいなら、**まずは2週間だけ「砂糖抜き」をしてみてください**。

最初の数日は、舌が覚えた砂糖の味が忘れられずに、口さみしく思うかもしれませんが、2週間もガマンすると、甘いものを強く求めなくなってきます。みりんや甘酒といった天然の甘味料の甘さにホッとできるようになってくると、人工的な甘味料の味をきつく感じるようになるでしょう。

私が企画運営しているラジオの番組で、2週間の砂糖抜きチャレンジを行ったことがあります。

参加者の中に、お母さんと中学生の息子さんがいらっしゃいました。最初からガチガチに砂糖を制限してしまうと、辛いだけで続かないので、お友だちの家に遊びに行ったときに出されたお菓子は食べてもＯＫなど、ゆるやかに砂糖抜きができるようなルールをいくつか設けました。

彼は高校受験を控えていて、学校が終わったら塾に通い、家に帰ってきてからも勉強をしています。いつもは塾で眠くなるのですが、**砂糖抜きをしたことで眠くならなくなった**そうです。そのため、チャレンジ期間が終わってからも、自分から進んで砂糖抜きを実践するようになったといいます。

自分の頭で理解するよりも先に、カラダに変化が表れてくる砂糖抜き。人の味覚は一生変わりませんが、味の好みや食生活の習慣は変えることができます。ぜひ一度チャレンジしてみてください。

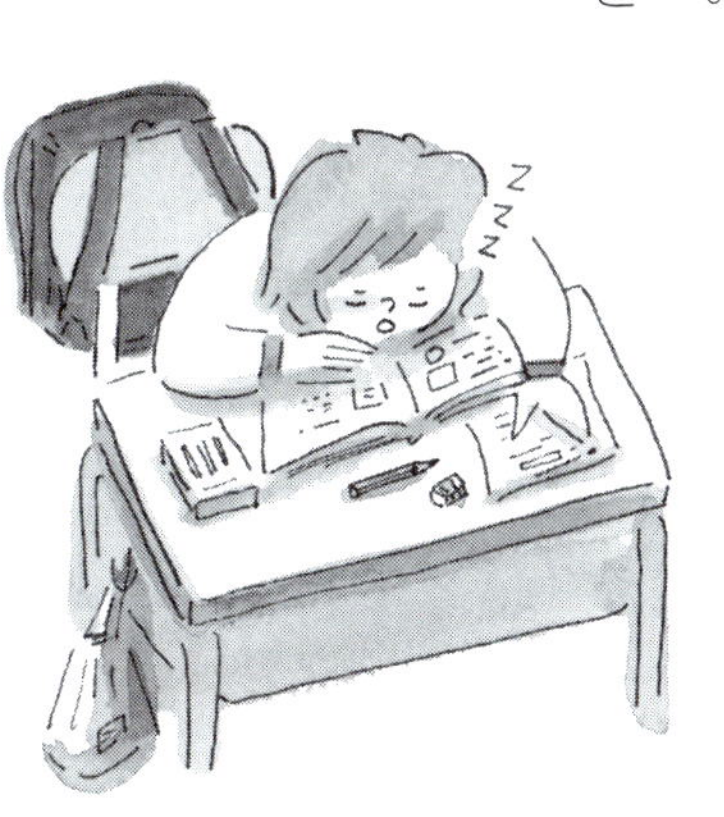

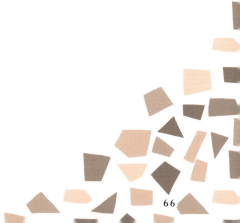

食べないほうがいい「小麦粉」のお話

品種改良の悪影響

日本人は古くから小麦粉を食べてきました。

でも、昔の人が食べていた小麦粉と現在の小麦粉は、まったく違うものになっています。それは**小麦の品種改良が行われている**からです。

昔の小麦粉は自然に育った小麦を、臼でひいて粉にしたものでしたが、現在は品種改良を行い、自然界に存在しない組成をもった小麦が大量に生まれ、それが製粉されて小麦粉になっています。

製粉する際に胚芽部分が除去されるので、もともと小麦がもっている栄養素である食物繊維やビタミン、ミネラルはほとんど除去されてしまいます。食物繊維が少ないと腸のぜん動運動が起こりにくいため、便となってからも大腸の中にとどまる時間が長くなって、腸を汚します。

こうして大切な栄養素が失われた結果、小麦粉のほとんどがでんぷん質となるため、食べると血糖値が上がりやすい食べ物になってしまったのです。

そもそも小麦粉は安全ではない

日本の風土ではあまり小麦が育たず、大半を輸入に頼っているのが現状です。小麦は虫がつきやすいので、出荷前に**「ポストハーベスト農薬」**という農薬を大量に散布されて日本に送られてきます。日本ではポストハーベスト農薬が禁止されていますが、輸入時には添加物として取り扱われてしまうのが現実です。そうやって輸入された小麦が安心して食べられるとは、とても思えません。また、小麦粉に含まれるグルテンに免疫反応することで起こるセリアック病なども懸念されます。

「うどん県」として有名な香川県は、糖尿病患者が多い県としても知られています。小麦粉からできているうどんの摂取量の多さが関係しているかどうかは分かりませんが、香川県では、子どものころから正しい生活習慣を身につけ、糖尿病を予防する目的で、小学4年生の血液検査と生活習慣病予防検診を行っています。

こうした現実を考えると、**毎日小麦粉を食べることがカラダにいいのかと疑問に思ってしまいます**。小麦粉を使う回数を減らしてみる、全粒粉や米粉、玄米粉で代用してみるなど、少し減らして様子を見ることをおすすめします。

食べないほうがいい「お菓子」のお話

カロリー不足をお菓子で補う⁉

お菓子の多くには砂糖が含まれているので、なぜ砂糖を控えたほうがいいのかという話に通じるところがありますが、お菓子＝間食という視点を踏まえて、詳しくお伝えしたいと思います。

育児書を読むと、「特に未就学児は、3食のご飯だけではカロリーが不足してしまうので、お菓子を含めたおやつで補給すべきだ」などと書いてあります。しかしこれ、本当でしょうか？

そもそも江戸時代に生きた子どもたちが、毎日おやつを食べていたでしょうか。当時、おやつは八ツ時（午後2時ごろ）に食べていた軽食のことで、甘いものではありませんでした。なぜなら果物は高級品、砂糖はむしろ薬として扱われ、日常の食卓にのぼることはなかったからです。

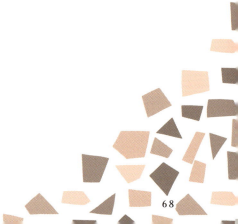

現代は、歯がしっかり生えそろっていない離乳食期でも食べられるような、柔らかいお菓子が売られています。外出先で子どもがぐずったときに食べさせるために、何種類ものお菓子を常備しているという方もいるかもしれません。

しかし、お菓子をあげる前に、ちょっと考えてほしいのです。**子どもがぐずっているのは、お腹が空いているからではないかもしれません。**ちょっと構ってほしいとか、機嫌が悪いだけかもしれないのです。

電車の中など公共の場で子どもが騒ぎ始めると、周囲のみなさんの視線が気になって、少しでも早く大人しくなってほしいと思うのは当然ですね。でも、本当にお腹が空いてもいないのに、子どものご機嫌を取るためにお菓子を与え続けるのは、よい習慣とはいえません。なぜなら、**子どもたちが、「ぐずるとお菓子をもらえる」と考えるようになってしまう**からです。

お菓子を食べて、ご飯を食べない子ども

また、学校が終わって子どもが帰ってきます。夕飯の時間までは、まだ数時間。当然のように「お腹が空いた」というでしょう。そのときにお菓子や牛乳などを与えるとお腹が満たされ、夕飯が食べられなくなります。「うちの子はご飯を全然食べてくれない」と嘆くお母さんは多い

のですが、よくよく話を聞いてみると、大半のお母さんが夕飯前に子どもにお菓子を食べさせています。

「育児書に牛乳を飲ませましょうと書いてあったので、おやつの時間には必ず牛乳を飲ませていました」

そのようにおっしゃるお母さんに、「牛乳を飲むとお腹が空かなくなります」とお伝えすると、驚いていらっしゃいました。わずかな知識でも知っているのと知らないのでは、その後の判断がまったく変わってきますね。

子どもに空腹を覚えさせる

子どもが「お腹が空いた」と騒いでも、夕飯までガマンさせると、子どもは空腹とはどんな状態なのかを覚えます。毎日ご飯を食べているわけですから、ちょっとやそっとお腹が空いたくらいで、人は死にません。お腹がペコペコになって食べるご飯は、何を食べてもおいしいはずですし、食べられることに感謝を覚えます。

大量の砂糖を含んでいるからという理由だけではなく、**「自分のカラダにとって必要なものを食べる」という経験を積み重ねるためにも、お菓子はあまり食べさせないほうがいい**でしょう。

お菓子を食べないほうがいい理由まとめ

- 砂糖が多く含まれている
- ご飯を食べられなくなる
- 「自分のカラダにとって必要なものを食べる」という習慣をつける妨げになる

ただ、お菓子は嗜好品ですから、とてもおいしいものです。現代社会において、お菓子をまったく食べないようにするのも無理があります。お菓子をやめたい、または減らしたいと思っている方は、まずは生命力の高い玄米ご飯をしっかりと食べさせることをおすすめします。そうすることで、「食べたい」というカラダの欲求を満たしてあげられるからです。

それでも、まだ子どものお菓子を食べたいという欲求を抑えることができなかったら、次は環境を変えましょう。ポイントは、お菓子を見えるところに置かないこと。「買わない」という選択をして、自宅には常にお菓子があるという習慣を断ち切りましょう。目の前になければ、子どもも自然とお菓子をほしがらなくなるものです。

大切なのは、**どんな習慣をつくって、子どもたちに手渡していくか**ということです。ここで紹介したことを参考に、いつもの生活を見直してみてはいかがでしょうか。

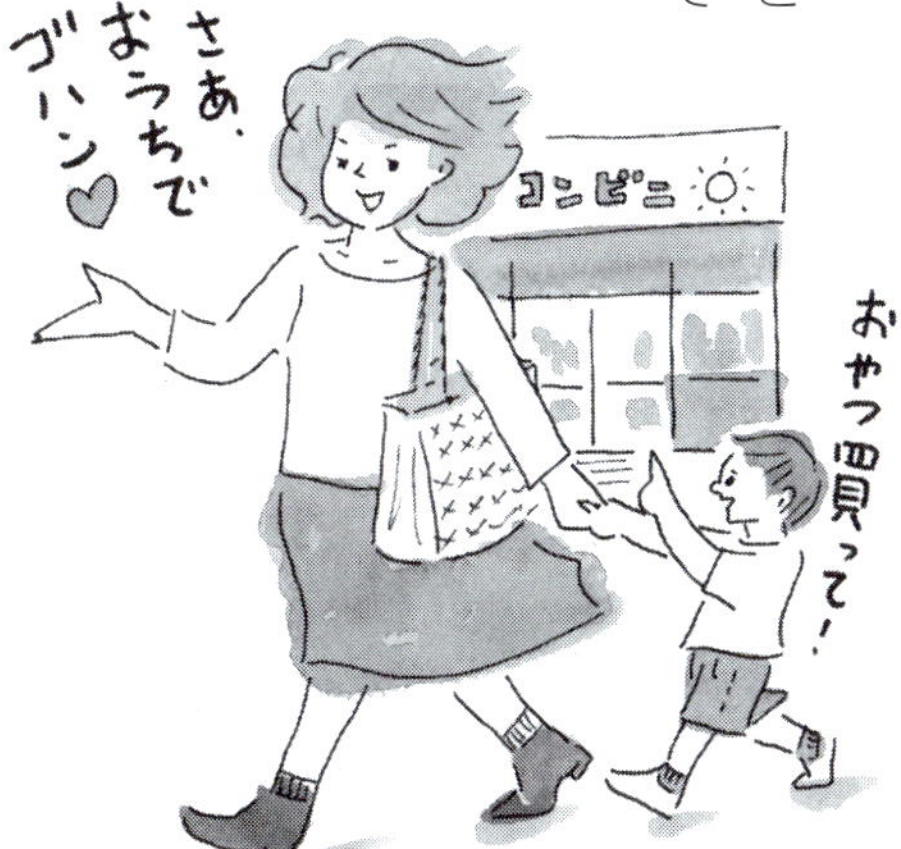

食事日記をつけてみよう

食生活を見直すシンプルな方法

2日前の夕飯に何を食べたか思い出せますか？　そう聞かれても、覚えていない方がほとんどではないかと思います。**食生活を見直すためには、普段何を食べているのかを把握することが大切です。**

そこで、食生活を見直すために、私は**「食事日記」**をおすすめしています。やり方はとても簡単で、**自分が何を食べたのかを朝・昼・晩と記録し、その日の自分の体調をひと言書いておくだけ**です。子どもでもチャレンジできることなので、一緒にやってみてください。メモを取るのが面倒だったら、スマホで毎日の食事を撮影するだけでＯＫです。これなら数秒で終わりますね。毎日記録することが大事なので、続けやすい方法で構いません。

いくら子どものためにと思っても、「この食材を食べてはダメ」と一方的に禁止したら、子どもは反発します。特にその食材が好きだったら、なおさらです。

「何で食べちゃいけないの？」

そういって反発してくることでしょう。

子どもって食べることも遊ぶことも、親がダメだといえばいうほど、やりたくなっちゃう生き物ですよね。

でも、**「食事日記」を見返すことで、食べたものと体調や気分の変化に関係があることが実感できれば、子どもはすんなりと受け入れてくれるのです。**毎日元気に過ごせたら嬉しいのは、大人も子どもも同じですから。

どの食材がカラダに影響を与えているかが分かる

「食べトレ」の体験会に参加されたお母さんから、このような相談を受けました。

喘息もちのお子さんの好きなものは牛乳でした。牛乳が喘息を誘発する可能性があるということを聞いたお母さんは、「牛乳を飲まないように」と伝えましたが、やめてくれません。そこで、「どうしたらいいのか」と悩んでいたのです。

そこで私は、親子で「食事日記」をつけることをおすすめしました。

早速やってみると、牛乳を飲まない日は喉がモヤモヤしないで、すっきりしているというカラダの変化に、お子さん自身が気づいたのです。そのためでしょうか、お子さんは自分から「牛乳をやめる」といったそうです。

意識せずにいると、毎日食べているものが自分の体調を変化させている原因の一つになっていることに気づけません。しかし、**自分が何を食べているのかを意識し、食べるものを選択すると体調は変化します。カラダは正直に反応するのです。**

その違いは子どもでも十分に理解できるものです。また、そうした気づきが自分の意思で食べ物を選ぶチカラを養うことにもつながります。「食べトレ」は、単にカラダとココロを養う食べ方を身につけるだけではなく、子どものうちから**自分で物事を選択していくチカラ、選んだことを実行していけるチカラ**を養うことにもつながります。

とても簡単に始められる「食事日記」を、まずは1週間記録してみましょう。そして、親子で一緒に自分たちが食べたものについて話す時間をもってみてください。

食事日記の例

4月26日

	主食	スープ	おかず	飲み物	その他
8:00					
朝食	食パン2枚		サラダ	コーヒー	りんご1/4個
	バター		きゅうり、	ミルク入り	
	ジャム		トマト		
			目玉焼き2個		
12:30	ざるそば	そば湯	天ぷら	緑茶	
昼食	ねぎ		えび		
外食	のり		さつまいも		
15:30				カフェインなし	いちごの
間食				紅茶	ショートケーキ
				レモン	
19:00	玄米ご飯	みそ汁	さばの塩焼き	番茶	
夕食	300g	麦みそ、昆布と			
		椎茸のだし、	サラダ		
		わかめ、豆腐、	トマト、レタス		
		ねぎ	キャベツ		
			ドレッシングなし		
			肉じゃが		
			じゃがいも、		
			牛肉、にんじん		
コメント	夜、お腹が痛くなった				
	便がゆるかった				

なるべく、
1日1ページに
収める

朝、昼、夜、
間食に
分けて書く

外食の場合は、
「外食」と表記する

食べたものの
内容、量を
なるべく詳しく書く

コメント欄には、
体調の変化や気づいたこと、
感じたことなどを
メモする

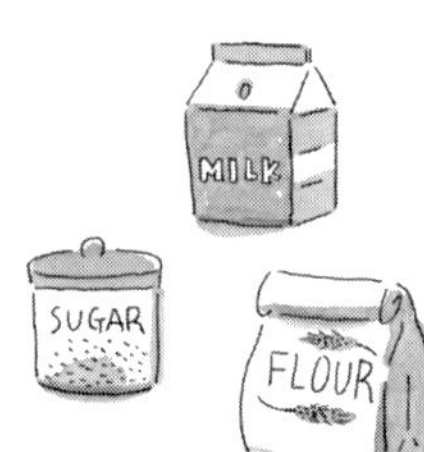
MILK
SUGAR
FLOUR

Part 3

子どものチカラを伸ばす食事術❷

食べたほうがいいものを知る

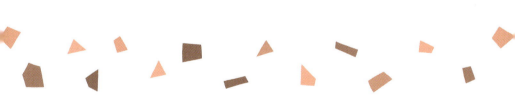

お米、調味料……毎日使うものこそ気をつけよう

Ｐａｒｔ ２では、牛乳や砂糖、小麦粉といった食べないほうがいいものをお伝えしましたので、Ｐａｒｔ ３では食べたほうがいいものをお伝えしていきましょう。

まずは、玄米とみそ汁から始めよう

「食べトレ」では、毎日の食事を玄米とみそ汁をベースに組み立てています。**玄米やみそ、それから調理に使う調味料など、毎日使うものこそホンモノを使いましょう。**

たとえば、主食となる玄米を農薬不使用にするだけで、口にする食材の約半分は農薬不使用のものになります。農薬不使用の玄米を購入するだけですから、手っ取り早くて、その気になれば明日からでもチャレンジできます。とても簡単ですよね。

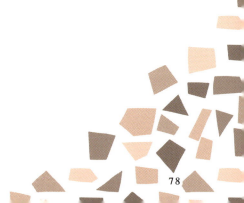

厳密さは追い求めないで！

ただ、完全に農薬不使用の玄米を探すのは難しいかもしれません。生産していく過程で農薬を使っていなかったとしても、種に使っている場合もあります。でも、私たちはそこまで知ることなんてできません。

厳密さを追い求めてもキリがないので、まずは農薬不使用で生産している農家さんの玄米を選びましょう。農家さんが直接販売している玄米を選ぶのも、一つの方法かもしれません。

買い求めてみた玄米がいい玄米かどうかを見分けるコツはシンプルです。玄米を平たいお皿に出して、よく見ることです。虫に食われてしまった黒い米粒や、欠けている米粒が多く感じられたら、ほかの玄米を試してみましょう。

玄米は自然の中で育てられるものです。できのいい年もあれば悪い年もあります。天候に左右されるし、田んぼのどのあたりで育ったかによっても、日当たりなどが影響して、味に差が出ます。ですから、**常においしい玄米が供給されるということは奇跡に近い**ということも、覚えておくといいかもしれません。

よい玄米を見分けるコツ

- 農薬不使用
- 虫に食われて黒くなっていない
- 欠けていない

「食べトレ」のキホン食材
——玄米のチカラを知ろう

お米の栄養素は、糠や胚芽にある

「食べトレ」で食事の軸となるのは玄米です。あとで詳しくご紹介していきますが、玄米と、野菜や海藻をたっぷり入れたみそ汁、そして野菜を中心としたおかず1品程度の食事が、子どもの能力を引き出してくれます。

その中でも、まずは主食となる玄米の魅力を知っていただきたいと思います。

白米は玄米から糠《ぬか》と胚芽を取り除いたものです。つまり玄米は糠と胚芽が取り除かれていない状態の全粒穀物になります。

実はあえて取り除いた糠や胚芽の部分にこそ、栄養素が豊富に含まれています。ですから、白米よりも糠や胚芽を残した玄米のほうが、ビタミン、ミネラル、食物繊維といった栄養素を豊富に含んでいます。

栄養素の面だけでなく、**食べたときに血糖値を急激に上げないというのも玄米の優秀な特徴**です。

人が食べ物を口にすると、血糖値が上がります。健康な人ならインスリンが働いて、血糖値をもとの状態にまで戻してくれます。しかし、膵《すい》臓《ぞう》の機能が低下して、インスリンが十分に分泌されなくなり、血糖値が下がらなくなるのが、生活習慣病である糖尿病の症状です。

生活習慣病の改善には、適度な運動や食生活の見直しなどが有効といわれていますが、血糖値が急激に上がりにくい食べ物を知って、上手に活用することも、対策の一つになります。

玄米は白米よりも、血糖値を急激に上げません。血糖値がゆるやかに上がっていくと、インスリンが一度にドバっと分泌されることもないので、**カラダへの負担が少ない**わけです。

玄米を食べるとカラダとココロが安定する

カラダへの負担が少なく、安定してエネルギーが供給されると、人のカラダとココロは安定します。負担が大きいと、カラダとココロは乱れます。急にイライラしたり、怒りっぽくなったりするのは、カラダとココロが安定していないからです。玄米は、カラダとココロの安定に役立ってくれる食べ物なのです。

玄米にするメリット

- 白米よりもビタミン、ミネラル、食物繊維が豊富
- 血糖値の上昇がゆるやか
- カラダへの負担が少ない
- 腸の働きを整え、デトックス効果がある

みなさんは、「低GI食品」という言葉を聞いたことはありませんか？GI（グリセミック・インデックス）とは、血糖値の上昇度合いを表す数値で、GIの値が低い食べ物は血糖値の急激な上昇が抑えられます。血糖値を気にする人が増えたことで、最近よく耳にするようになった「低GI食品」。一般的には豆腐や納豆といった豆製品、ワカメやキノコといった野菜類、それからヨーグルトやチーズ、果物など、タンパク質を多く含んだものはGIが低いといわれます。しかし、ヨーグルトやチーズなどの動物性タンパク質の多い食材は、脂肪分も多い傾向にあるので、植物性の食材で低GIのものを選ぶとよいでしょう。

ここで話題にしている玄米も、植物性の低GI食品の一つ。ぜひ毎日の食事に取り入れてみてください。

まず2週間試してみよう

私が玄米に絶大なる信頼を寄せているのは、栄養面やカラダとココロへの負担などの面だけでなく、そのデトックス効果にもあります。玄米には腸を整え、いらないものを体外に出してくれる作用があるのです。**まずは2週間、白米を玄米に替えることから始めてみませんか。**

ちなみに、なぜ2週間なのかというと、腸内環境が変わるのがだいたい2週間といわれているからです。玄米を食べて徐々に腸内環境が変わっていき、カラダやココロに何らかの変化を感じられるようになるまで、約2週間を目安にしてみましょう。

変化を感じるようになるタイミングには個人差があり、早い人だと数日で何らかの変化を感じられることもあるようです。

ところで、玄米をおすすめすると、よく「発芽毒」について質問されることがあります。

発芽毒とは、安全に発芽の条件が整うまで、種を発芽させまいとして働く発芽抑制因子のことです。しかし発芽毒は毒物ではありません。あくまで「毒性」ですし、玄米だけに含まれているわけではなく、種子全体に含まれているものです。

種子は発芽毒を出すことで、鳥や虫に食べられないように身を守っています。つまり、発芽してしまえば、発芽毒はなくなります。また、玄米を浸水すれば、発芽毒を無毒化することもできるので、玄米はしばらく水に浸けてから炊くことをおすすめします。

玄米は農薬不使用で育てられたものをおすすめしていますが、事情があって農薬がついた玄米を食べることもあると思います。その場合は、少し精米して、分づき米にしていただくと、農薬の影響を最低限にしながらも、白米より高い栄養を保つことができます。

料理がニガテでもできる、おいしい玄米の炊き方

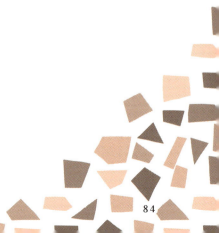

「玄米はおいしくない」は思い込み

玄米には一つだけ問題があります。**玄米の中に詰まっているうま味を引き出して、消化吸収にいいかたちに炊くには、ちょっとしたコツがいる**ということです。このコツを知らずに炊いた玄米は、確かにおいしくないことが多いのです。

はじめて食べた玄米が口に合わなくて、「玄米はおいしくない」と思い込んでいる方がとても多いようです。

その気持ち、よく分かります。私も外出先の飲食店で玄米を食べたときに「惜しいっ」と思うことがよくあるからです。**「ちゃんと炊けば、玄米はもっとおいしいのに」**と残念な気持ちになりますが、「惜しいっ」のが当たり前と感じている方も多いのではと思います。

ですから、これから「食べトレ」を始める方には、料理が苦手でもできる、おいしい玄米の炊き方を覚えてほしいのです。ほんの少しだけコ

ツをつかめば、玄米のポテンシャルの高さに気づくはず。こんなにうま味があるんだと驚き、「玄米大好き」になると思います。

玄米を炊く前に

●洗う前に籾《もみ》よりを行う

籾より（籾殻《もみがら》が残っているものを取り除くこと）と、虫食いの黒い粒があるものや割れている米粒を取り除いてから洗いましょう。

●自然海塩とともに炊く

玄米には強力なデトックス成分が含まれているので、体内のミネラルを出してしまう作用があります。自然海塩（海水のみを原料にした塩）を加えて炊けば、ミネラルを補給することができるだけでなく、消化も助けてくれます。自然海塩の量は玄米3合に対して、小さじ3分の1杯程度です。

●浄水器の水を使う

玄米を炊くために大事な要素となる水。毎日体内に入れるものなので、浄水器の水を使いましょう。浄水器がない場合は、ミネラルウォーターでも構いません。

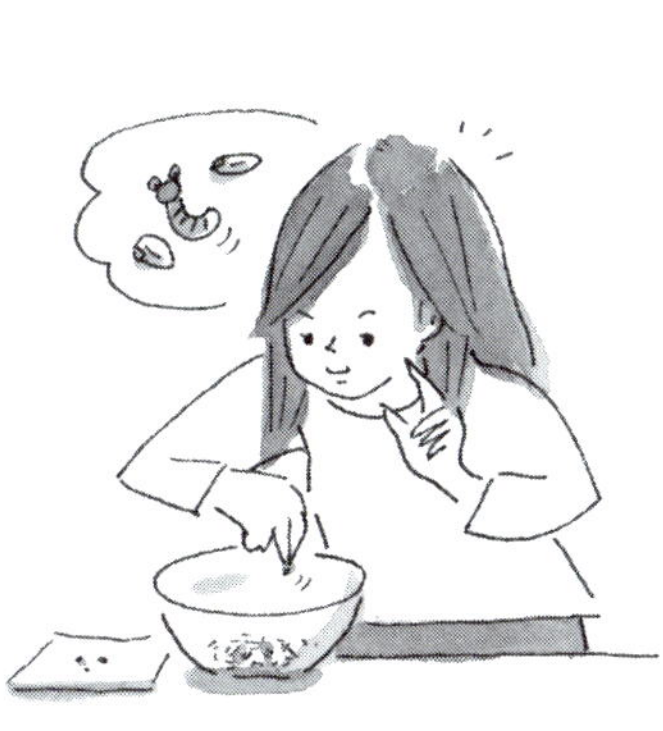

意外にカンタン！　玄米の炊き方

炊飯器で炊く

これが一番手軽な方法だと思います。お手もちの炊飯器に「玄米炊飯モード」がある場合は、その設定に従って炊いてください。

まずは玄米を計量します。糠がついたままの玄米は白米とは違い、洗っても水があまり濁らないので、すすぎは2、3回で構いません。

炊飯器に玄米と水、そして自然海塩をセットしたら、そのまま2〜8時間程度水に浸してください。炊飯器で炊く場合のコツは浸水時間です。

なお炊飯器によって機能や設定が違います。まずは炊飯器の説明書を読みながら、おいしく炊く方法を探っていきましょう。

土鍋で炊く

慣れてきたら、土鍋で玄米を炊いてみましょう。炊飯器よりもさらにおいしく炊き上がります。水に浸している時間がないときと、しっかり水に浸す時間があるときでは、炊き方が違います。

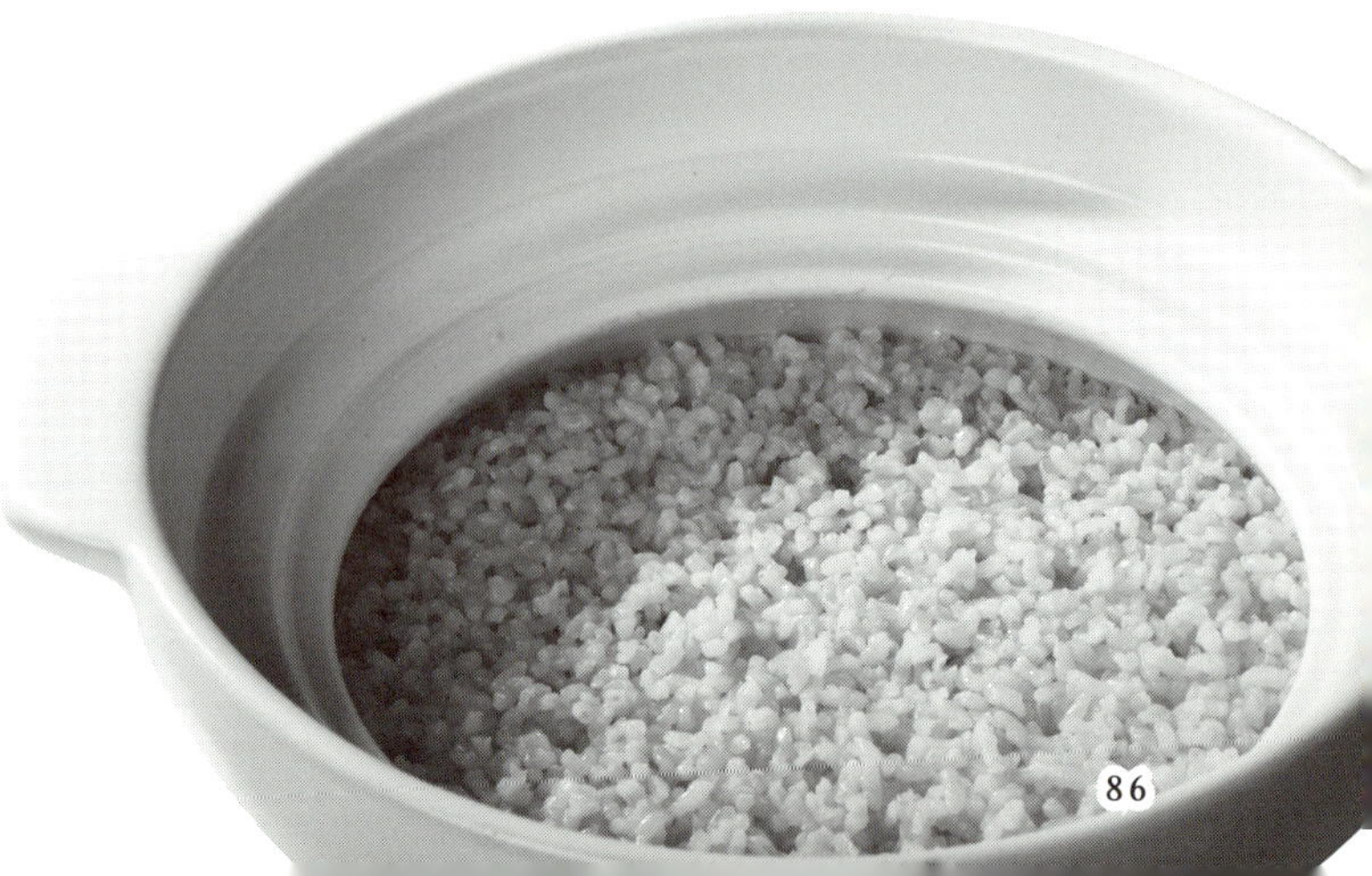

土鍋でカンタン！

玄米の炊き方

浸水させないとき

❶ 玄米を洗う。

❷ 土鍋に玄米と水を入れて内蓋を閉める（内蓋がなくてもＯＫ）。蛍火（ごくごく弱火）で 30 ～ 40 分炊く。水の量は玄米の量の 1.5 ～ 1.7 倍。

❸ 蓋を開けて火を強め、沸騰したら自然海塩を入れて、すぐに火を弱めて蓋をする。自然海塩の量は、玄米３合に対し小さじ 1/3 杯。

❹ 土鍋の蓋に木栓をして、蛍火で 40 分から１時間炊く。

❺ 火からおろし、すぐに蓋を開けて玄米を天地返しして、10 分ほど蒸らす。

浸水させるとき

玄米を洗ってから２～８時間浸水させる。浸水が終わったら内蓋をして炊く。手順は浸水をさせないときの❸～❺と同じ。

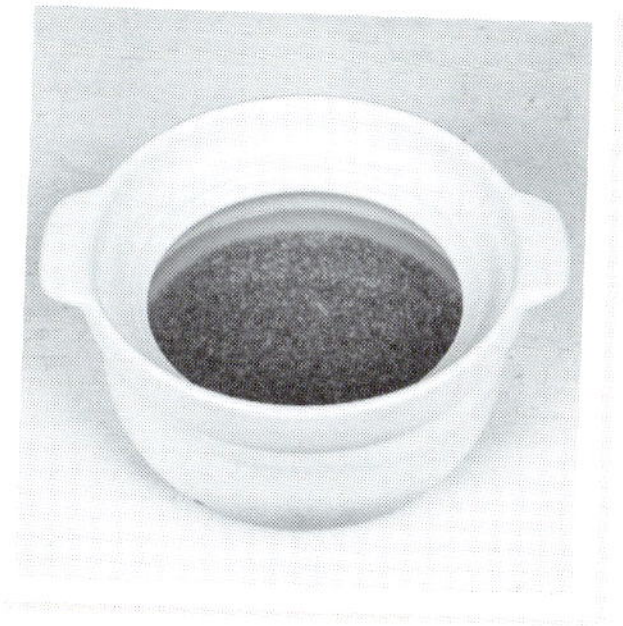

圧力鍋で炊く

圧力鍋で炊いた玄米は、モチモチ感がさらに増します。土鍋で炊くときと同様に、水に浸している時間がないときと、しっかり水に浸す時間があるときでは、炊き方が違います。

圧力鍋でモチモチ！

玄米の炊き方

浸水させないとき

❶ 玄米を洗う。

❷ 玄米と水、自然海塩を圧力鍋に入れ、軽く蓋をのせて、蛍火で20分炊く（予炊き）。水の量は玄米の量の1.5〜1.7倍、自然海塩は玄米3合に対して小さじ1/3杯。

❸ 蓋をきっちりと閉めて、中〜強火にかける。

❹ 蒸気が出たら、1分程度そのままにして、すぐに火を弱め、蛍火で30分炊く（圧力がかかった状態を保つ）。

❺ 炊き上がったら火を止め、ピンが下がるまで蒸らす。

浸水させるとき

玄米を洗ってから2〜8時間浸水させる。浸水が終わったら蓋をして炊く。手順は浸水をさせないときの❸〜❺と同じ。

注意：圧力鍋の説明書をよく読んで、正しくお使いください。

まずは便利でカンタンな炊飯器から

慣れるまでは少し手間に感じるかもしれませんが、コツさえ覚えてしまったら、食事の準備がとても楽になります。

玄米に慣れてきたら、「もっとおいしく食べたい」と思って、土鍋や圧力鍋がほしくなるかもしれません。でも、**最初は炊飯器で十分です。**鍋を購入しないと玄米が食べられないなんてことはありません。

玄米を炊いてみたけれど硬く仕上がったという場合は、浸水時間が足りていないのではないかと思います。**特に炊飯器で炊く場合は、しっかり浸水させることがポイントです。**

玄米をおいしく炊くコツを覚え、おいしく炊き上がった玄米を食べると、カラダとココロのためにというよりも、玄米が食べたいから食べるようになると思います。やはり、おいしくなければ続けられません。楽しく、おいしく食べられる方法を探っていきましょう。

ホンモノの調味料の見分け方

昔ながらの製法でつくられた調味料を使おう

玄米の次に考えたいのは、調味料です。毎日使うものだからこそ、ホンモノを使いましょう――とお伝えすると、よく「ホンモノの調味料って何ですか?」と聞かれます。

私がホンモノかどうかを見極めている基準は、**「昔ながらの製法でつくられているか」**です。

昔ながらの製法でつくられた調味料は添加物がなく、原材料がとてもシンプルです。そうした調味料を使うだけで、毎日の料理がとてもおいしくなりますよ。

私が日常的に使用している調味料は、**みそ、しょうゆ、梅酢、塩**です。これらの調味料がホンモノかどうかを見極めるために、成分表示の例を左ページに挙げておきます。

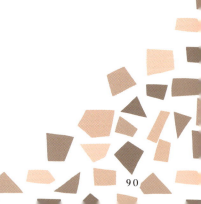

甘味はみりんや甘酒などで

食べないほうがいいものの一つとして砂糖を挙げているように、砂糖は調理に使いません。料理をするときに、ちょっと甘味がほしいと思ったら、**みりんや甘酒、はちみつ**を使っています。

「はちみつも砂糖と同じ甘味料じゃないの？」と思われるかもしれませんが、はちみつは、ミツバチたちがせっせと集めた自然由来のものです。精製された白砂糖に比べると甘味も穏やかでカラダに優しいので、適度に使うのにはいいと思います。注意したいのは、加熱処理されていないものを選ぶこと。もちろん原材料にはちみつ以外のものが混ざっているものは、ホンモノとは呼べないのでNGです。なお、1歳未満の子どもには、はちみつを与えないでください。

またお菓子づくりには、メープルシロップやアガベシロップ、デーツなどを使うこともあります。

調味料の成分表示例

	原材料
みそ	大豆（遺伝子組み換えでない）、米（または大麦［麹］）、食塩
しょうゆ	大豆（遺伝子組み換えでない）、小麦、食塩
梅酢	梅、食塩
塩	海水

食事は「食材の質」が9割

食材の選び方の3つの基準

農薬不使用の玄米を選び、ホンモノの調味料を使う。「食べトレ」における食材の選び方は、とにかく**「質」重視**です。質のいい食材には、私たちのカラダとココロを元気にしてくれるエネルギーが宿っているからです。

誰でも簡単に食材の質を見極められるように、「食べトレ」では、食材の選び方の基準を左のページのようにまとめています。

たまに、「お肉やお魚、卵を食べてはいけないのですか？」と聞かれることがありますが、そんなことはありません。

厳格な〝玄米菜食〟をすることが大切なのではなく、口からカラダに入れるものについて、その質に少しココロを配っていただきたい、と思います。それが自分を大切にしたり、食材を大切にしたり、環境や社会を大切にすることにつながっていくと思うからです。

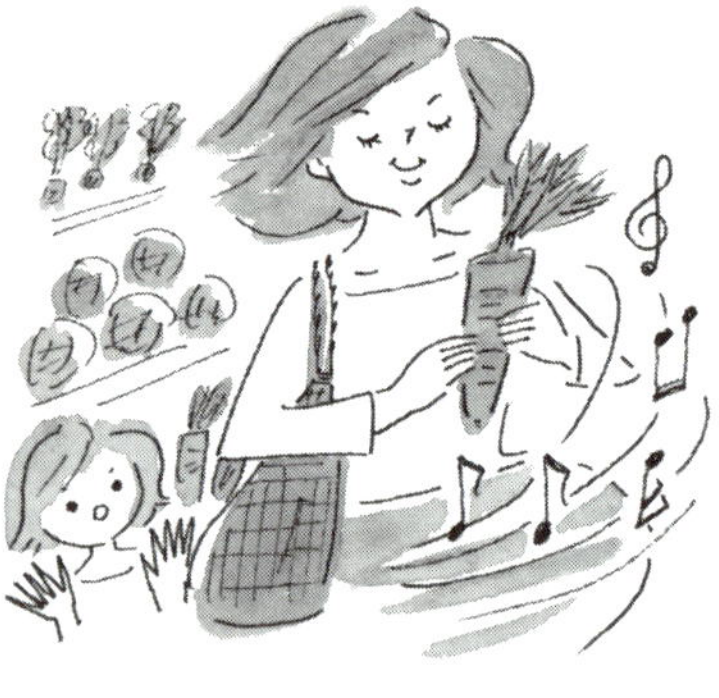

食材の選び方の基準

① 自然になるべく近いものを選ぶ

食材は加工度が上がるほど、生命力や栄養がなくなっていきます。農薬や化学肥料、添加物などができる限り使われていないものを選びましょう。

② エネルギー＝生命力が高いものを選ぶ

その食材からあふれんばかりの生命力や、力強さを感じられるでしょうか？　感じられるなら、それはエネルギーが強い食材です。高カロリーなものではなく、エネルギーが高いものを選びましょう。

③ おいしそうかどうかで選ぶ

これが一番分かりやすい判断基準かもしれません。その食材が目に入ってきたときに、おいしそうだったらＯＫです。「おいしそう」と思える食材が、毎日の食事を豊かにします。

食材の質を見極めるポイントは、「おいしそう」と「元気」

おいしそうな食材とは？

添加物が使われているかどうかは、成分表示を見れば確認できます。成分表示を見る習慣をつけることが、質の高い食材選びにとって大切なことですが、先に紹介した「食材の選び方の基準」の中で、私が特に重視しているのは、③の「おいしそうかどうかで選ぶ」です。

買い物に出かけて、好みの野菜を手に取ります。その手に取ったときに野菜からエネルギーが感じられるかどうかが、「おいしそうかどうか」を見分けるポイントです。

スーパーなどに並んでいる野菜は、鮮度がいいかどうかだけでなく、大きさや発色がいいかどうかで選ばれているので、エネルギーを感じ取るのは難しいかもしれません。でも、農家さんにおじゃまして、土の中に埋まっている野菜を自分の手で掘り起こしたとき、大人も子どもも関係なく、野菜のエネルギーをしっかりと感じ取るのではないでしょうか。

「すごく大きい」
「身がしっかりしている」
「おいしそう!」

そういった言葉は、私たちが野菜からエネルギーを感じたからこそ発する言葉です。野菜はおしゃべりしませんが、私たちが感じ取れるほど強いエネルギーを発している。私はそんなふうに思っています。

毎日、意識することから始めよう

自宅が農家でもない限り、毎日畑に出て野菜を収穫することは難しいのですが、スーパーなどで野菜を買うときでも、意識して見続けたら、野菜の状態を見極められるようになります。

私は大好きな野菜を目の前にすると、ぱっとテンションが上がります。それに私は、海藻が特に好きなのですが、おいしそうな海藻に出合うと、

「これは、とても元気な海藻だ!」

と思ってすごく嬉しくなるし、早く食べたくなります。好きなものには誰でも興味がありますよね。だから、しっかり見るし、もっと詳しく

知りたいと思う気持ちが芽生えるのだと思います。そうやって、日々注目していると、「この海藻は元気がない」「おいしそうじゃない」と気づくことができるようになります。野菜などの生鮮品は、「元気があるかどうか」が、食材の質が高いかどうかに直結します。

できる限り農薬不使用で育てられた野菜を食べたいところですが、近くに取り扱っているお店がないという方もいらっしゃるでしょう。しかし、最近はインターネットで、農家から直接購入し、宅配便で送ってもらえるサービスも普及しています。便利なので、ぜひ活用してみてください。

「何もしない調理法」で、食材をおいしく食べる

無理なく、おいしく調理する

どんなにカラダにいい食材でも、おいしく食べられなかったら意味がありませんし、何よりも「食べトレ」といういい習慣が続きません。大人なら、「これはカラダにいい」「もったいない」とガマンして食べられるかもしれません。でも、子どもは本能＝ココロで食べているので、おいしくないと全然食べてくれないのです。

だから絶対においしく食べたい！　これは「食べトレ」の鉄則です。でも安心してください。料理人のような素晴らしい料理の腕前がなくても、料理をおいしくすることはできます。

「食べトレ」でお伝えしているのは、「何もしない調理法」です。調理にかかる手間暇を最小限にするように工夫しています。質の高い食材を、質の高い調味料を使って調理するので、調理は最小限で十分なのです。

次のページから、実践例をご紹介します。

実践！

何もしない カンタン調理レシピ

焼くだけ！ …じっくりと弱火で火を通す

特に大根やにんじん、レンコンなどの根菜が、ぐっとおいしくなる「カンタン調理法」です。といっても、じっくりと弱火で焼くだけ。20分を目安に焼いていきましょう。少しずつ加熱することで、じんわりとうま味が出て、甘くなり、おいしくなるんです。ぜひお試しください。

実践！ 野菜ステーキ

野菜は根菜をお好みで

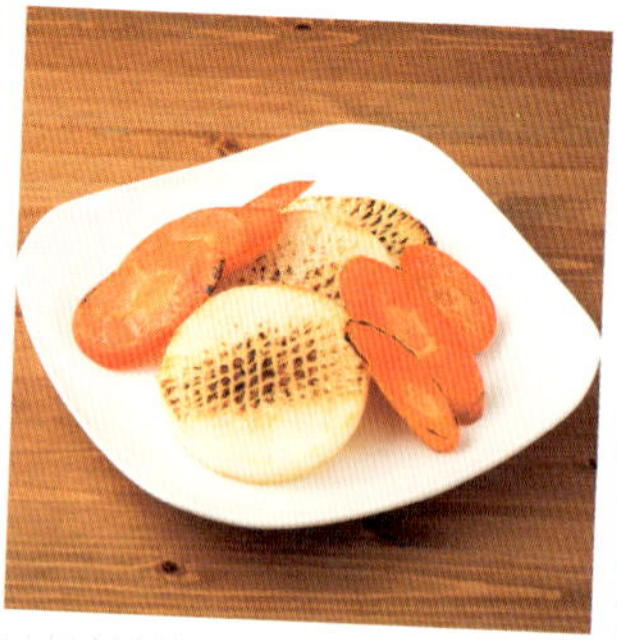

野菜を切って焼くだけの、本当に簡単な調理法。生命力のある元気な野菜なら、軽く塩を振るだけで、十分においしくなります。

材料 3人分

大根……3切れ
にんじん……6切れ
油（ごま油、オリーブオイルなど）……少々
塩……少々

つくり方

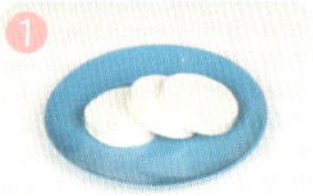

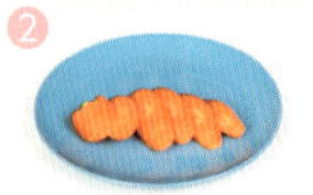

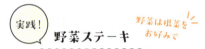

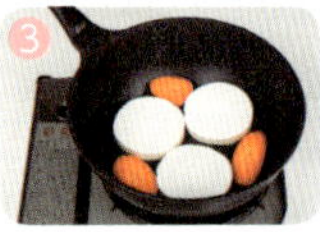

1. 大根は厚さ1cmほどの輪切りにする。片面に格子状の切り目を入れておく
2. にんじんは厚さ1cmほどの斜め切りにする
3. 熱したフライパンに油を薄く引き、野菜を並べる
4. 上から塩をぱらぱらと振り入れ、片面10分ずつじっくり弱火で焼く

★ 表面に焦げ目をつけたい場合は、4のあと火力を強めて焦げ目をつける

塩をするだけ！ …発酵のチカラを借りる調理法

野菜に軽く塩をして、しばらく置くだけで、軽い発酵食品になります。発酵という自然のチカラを借りることで食材のうま味を引き出してくれます。日本人は納豆、みそ、しょうゆと古くから発酵食品を食べてきましたし、種類も豊富です。菌のおかげで、おいしい恩恵を受けているのです。

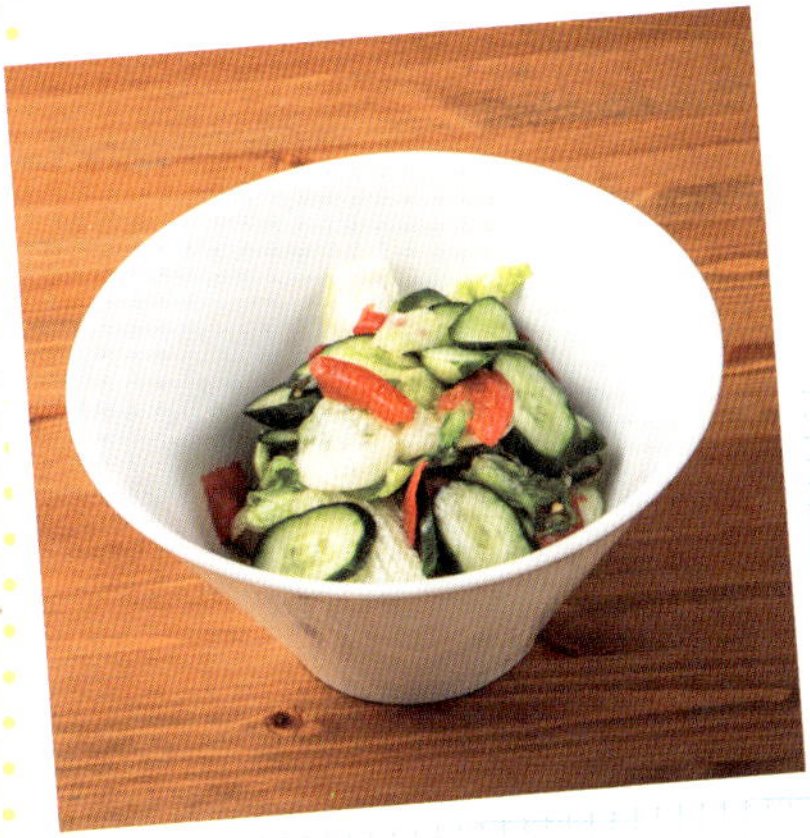

大根、にんじん、きゅうり、キャベツ、トマト、かぶの葉など、どんな野菜でもOK

実践！ ちょいもみ野菜

塩をして放置するだけなので、まさに「何もしない調理」。どんな野菜でも、おいしくなります。

材料 3人分

季節の野菜 ………… 400g
自然海塩 ………… 約3.2g
（野菜の総量の約0.8%）
梅酢 ……………… 小さじ1
レモン汁 ……… 1/2個分
オリーブオイル
……………… 小さじ2

※調味料の分量はあくまで目安ですので、子どもの年齢や好みによって調節してください

つくり方

1. 野菜は食べやすい大きさに切る
2. 大きめのボウルに野菜を入れ、塩をして、軽くもむ
3. 重石をして、30分程度置く
4. 味見をして、塩味がきつければ少し水で洗う。ここまでで、浅漬けのようにして食べてもいいし、翌日何かの料理に使ってもいい
5. サラダとして食べる場合は、野菜を一度軽く絞り、梅酢、レモン汁、オリーブオイルで味をつける

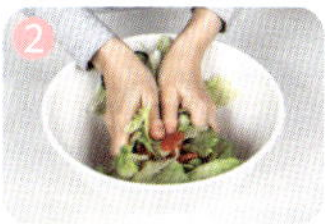

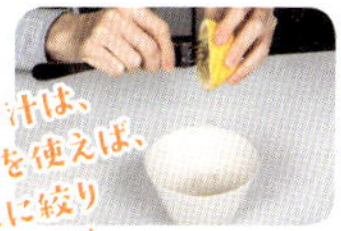

レモン汁は、フォークを使えば、簡単に絞り出せます！

漬けるだけ！　…保存性をアップさせる

　自然海塩を使ったしょうゆ、しょうゆ麹、みそ、梅酢に漬けておくだけで、簡単に調味料や常備菜になり、保存性も高めることができます。漬物は塩分が気になる……という人にも安心。電気分解によって精製された塩は、使いすぎると塩分過多が心配になりますが、自然海塩はミネラルを豊富に含んでいるので、腎臓などの内臓への負担が少ないのです。

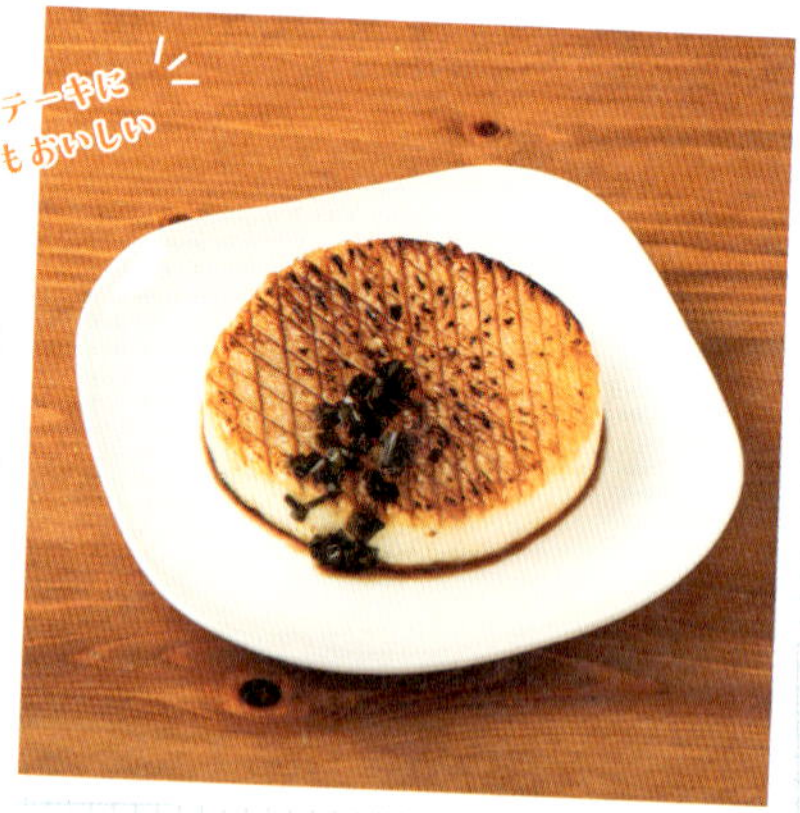

実践！　にらしょうゆ

焼き魚や卵料理、お好みの野菜などにつけてつくる「カンタン食べる」調味料です。半永久的に保存できるので、つくり置きして冷蔵庫に常備しておきましょう。

材料

にら ………………… 1束
しょうゆ ……………… 適量

つくり方

1. にらを小口切りにする
2. 瓶などの密閉できる容器を準備し、煮沸消毒しておく
3. 容器ににらを入れ、しょうゆをひたひたになるまで入れる
4. 密閉して、冷蔵庫に保管する。1週間くらい置けば食べごろになる

1
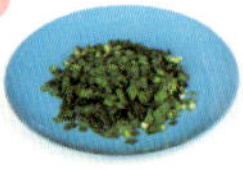
2
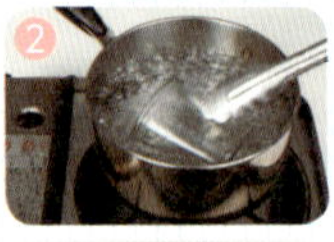
3
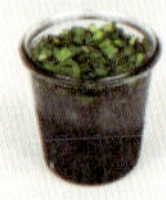

干すだけ！

…干すことでうま味をぎゅっと閉じ込める

干し野菜をつくると考えると、一気にハードルが高くなるような感じがしますが、適当な大きさに切った野菜を１日から数日軽く干すだけです。少し乾燥させることで、うま味が凝縮されるし、太陽の光を浴びてエネルギーもアップします。

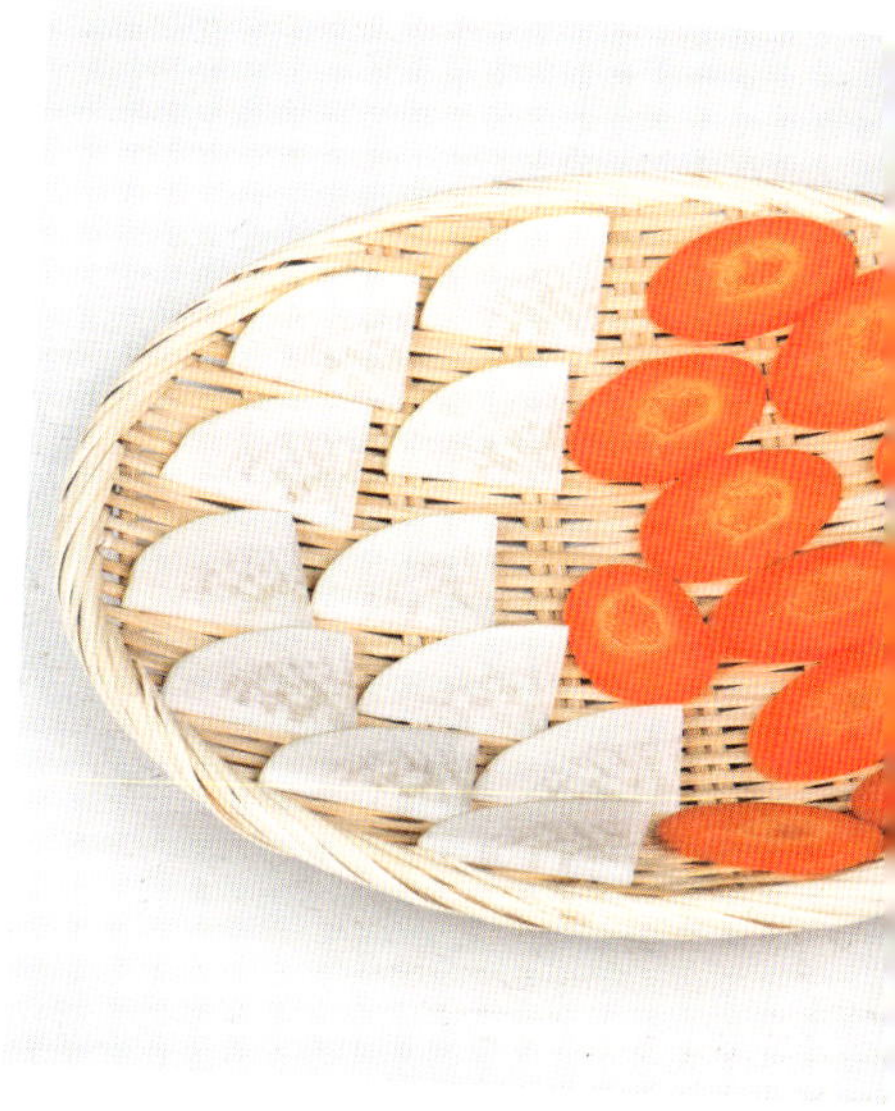

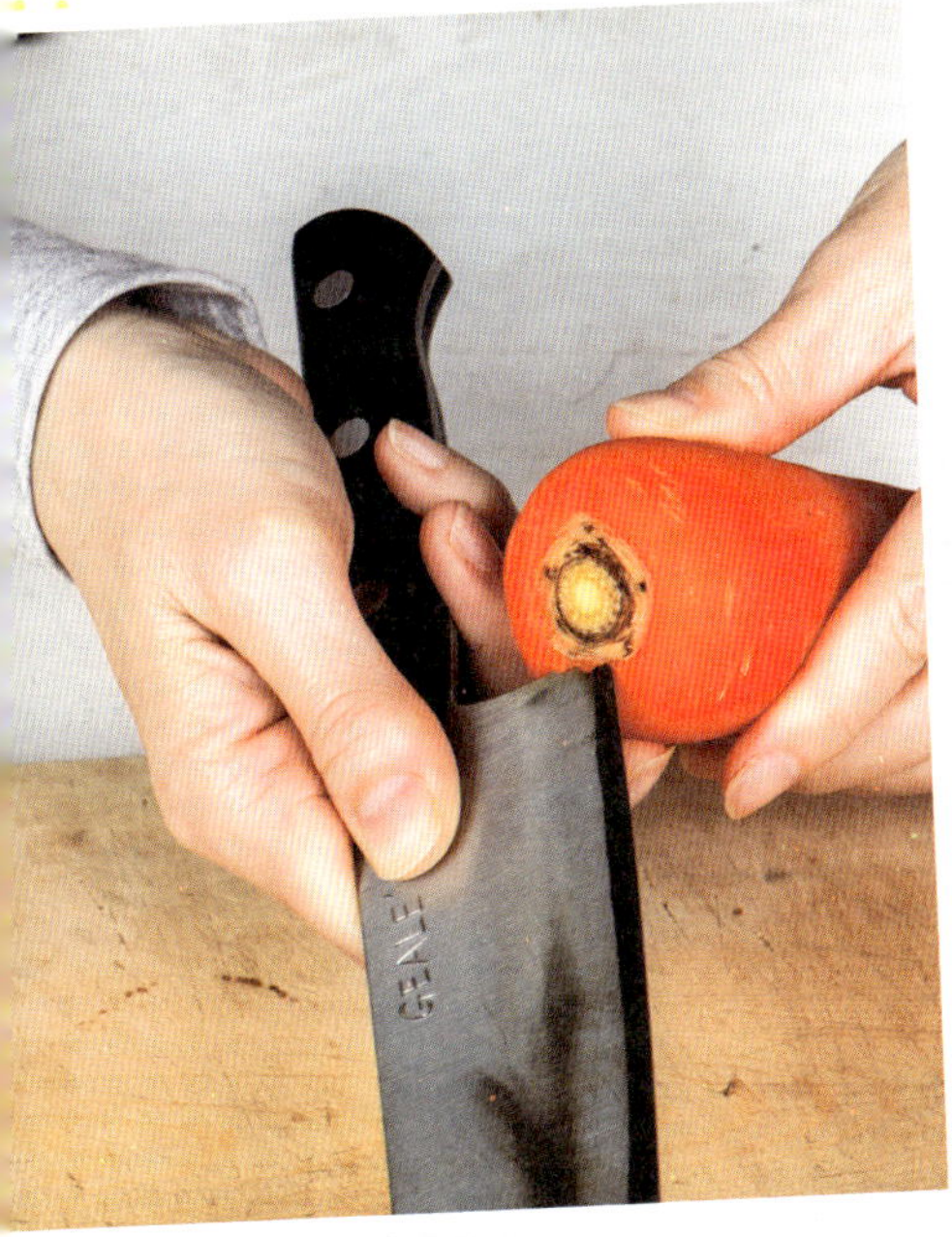

丸ごと食べる！

…素材を丸ごと食べる

切ったり、皮をむいたりするのは、面倒ですよね。だから丸ごと食べてしまいましょう。農薬不使用で育った野菜なら皮ごと食べても心配ないですし、皮と実の間にうま味が一番詰まっているので、丸ごと食べるほうが栄養もたくさん摂れます。

たとえば、にんじんは茎の周りの黒いところを取り除くだけで、あとは皮も茎も食べられます。

子どものチカラを伸ばす食材を知ろう

どんなチカラが必要なのか

毎日の食事にとても気を使っているのに元気のない子どももいれば、何を食べても元気で外を走り回っている子どももいます。季節や場所によっても変わりますよね。たった一つの食材や食事法が、どの子どもにも最適だとはいえません。しかし、子どものこんなチカラを育ててあげたいという願いをかなえるために最適な食材ならあります。

32～33ページのチェックシートで、子どもに不足しているチカラが分かったら、次は左ページを参照して、そのチカラを伸ばす食材を食べる機会を増やしてあげましょう。たとえば、「うちの子は常に落ち着きがない」とお悩みの場合、「酸味のもの」「緑のもの」を食べる機会を増やしてあげることで、集中力を伸ばすことができます。

チカラを伸ばす食材

集中力

酸味のもの
緑のもの

- 麦みそ
- みかんやレモンなどの柑橘類
- 小松菜やにらなど緑色の野菜
- 漬物（発酵食品）

精神力

辛味のあるもの
白いもの

- 大根
- レンコン
- ねぎ
- ショウガ

好奇心

苦味のもの
赤いもの

- 豆みそ
- ご飯のおこげ
- にんじんやトマトなどの赤い野菜

基礎体力

塩味のもの
黒いもの

- 海藻
- 黒ごま
- 黒豆
- きくらげ
- 自然海塩

やる気

甘味のもの
黄色いもの

- 玄米
- かぼちゃ
- とうもろこしなどの黄色い野菜
- さつまいも
- タマネギ
- キャベツ
- 大豆

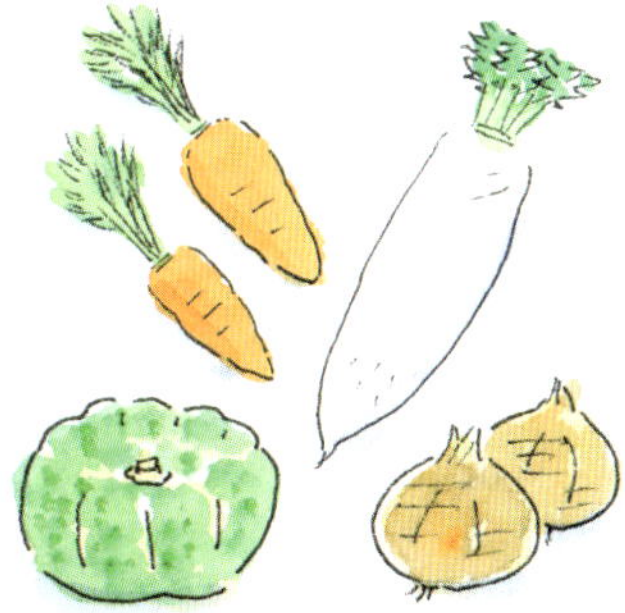

実践！ 5つのチカラを引き出すみそ汁をつくろう！

「食べトレ」の5つのチカラ、
「集中力」「好奇心」「やる気」「精神力」「基礎体力」の
すべてをサポートする、究極のみそ汁です。

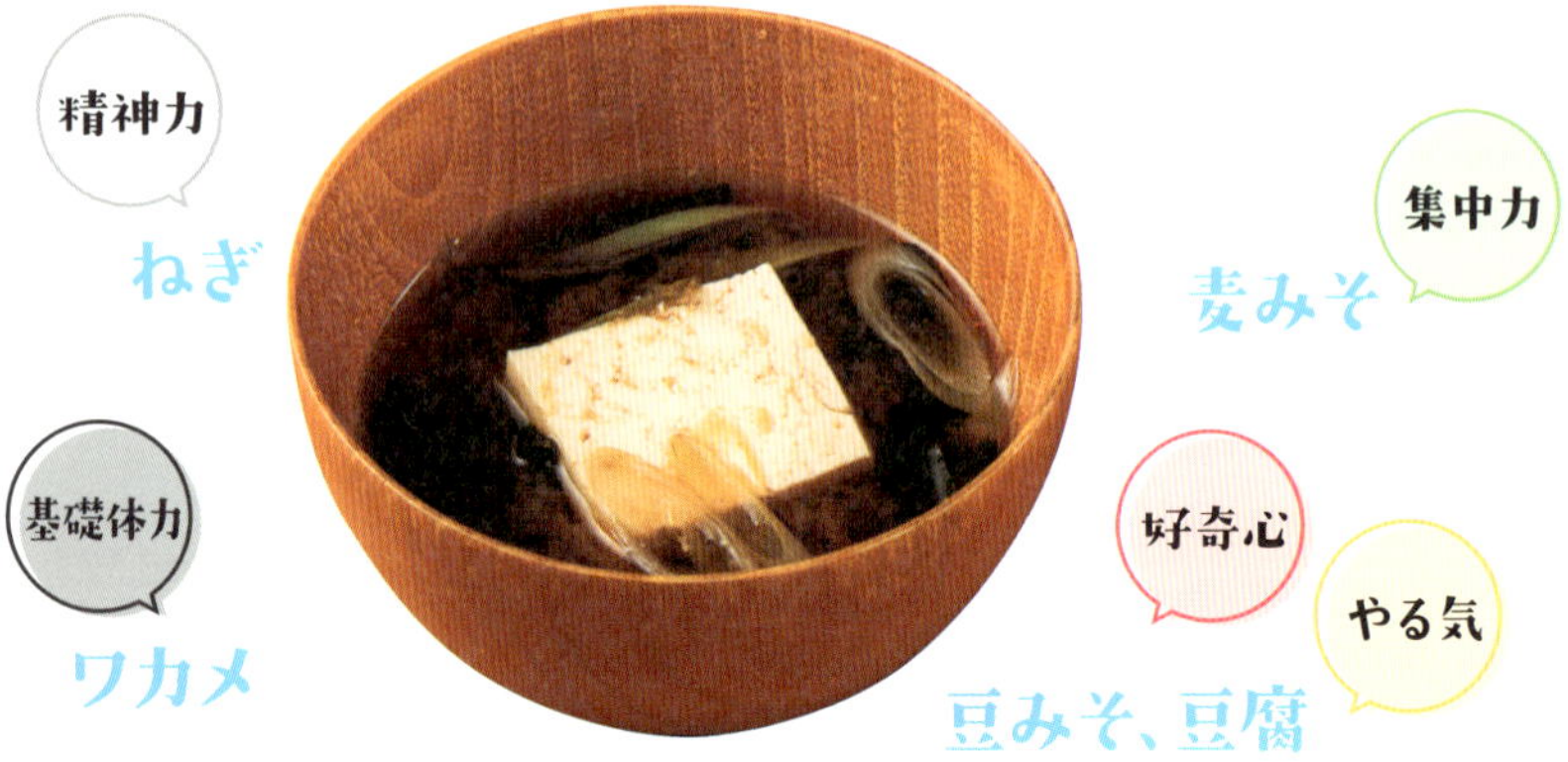
精神力
ねぎ
基礎体力
ワカメ
集中力
麦みそ
好奇心
やる気
豆みそ、豆腐

材料 3人分

具材
- ねぎ……1本
- 乾燥ワカメ……3つまみ
- 豆腐……1/4丁

昆布・干しシイタケのだし汁……480cc
麦みそ＋豆みそ……30g

つくり方

1. ねぎは斜め切りにする
2. すり鉢に麦みそ、豆みそを入れ、すっておく
3. ねぎの緑のほうから鍋で乾煎りする。その後、白いほうも入れる
4. ③にだし汁、豆腐を入れて、ねぎが柔らかくなるまで煮る
5. ねぎが柔らかくなったら、②のみそを溶かし入れる
6. 器に乾燥ワカメを入れておき、⑤のみそ汁を注いでできあがり

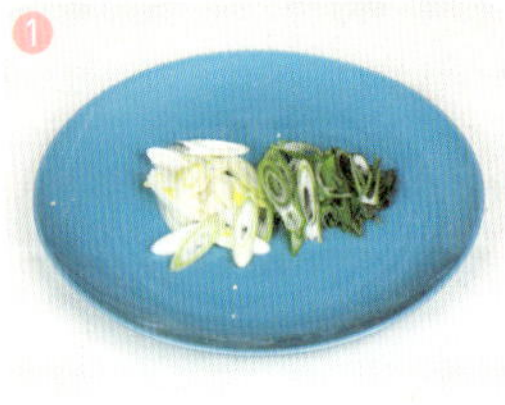
①

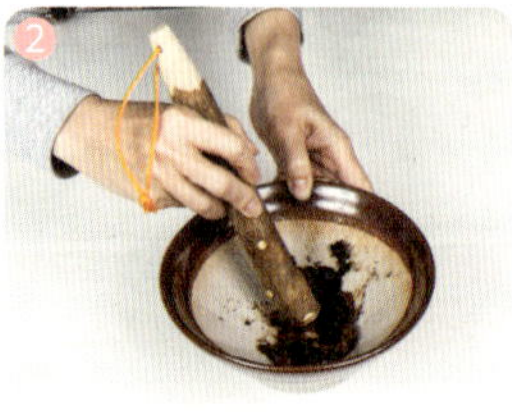
②

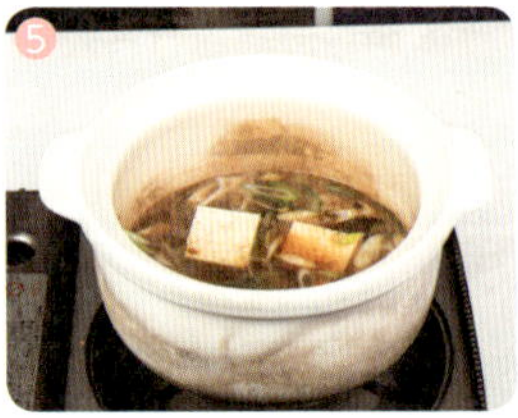
⑤

Part 4

子どものチカラを伸ばす食事術③

出せるカラダをつくる

「完全な食事」は不可能な時代。食事よりも大事な「出せるカラダ」

知らないうちにため込んでいる「いらないもの」

普通に食べているだけで病気になってしまう時代です。ここでの病気とは、生活習慣病や深刻な病気だけではなく、日常的に起こっているちょっとした不調や体調不良も指しています。**私たちは、知らないうちにカラダにとって「いらないもの」をため込んでいます。**

では、「いらないもの」とは、どんなものを指すのでしょうか。

「食べトレ」では、**添加物や農薬、薬などの化学物質、重金属、排気ガス、たばこ、アルコールといった体外から体内に入ってくるもの、それから消化吸収の過程で生まれる鼻水や痰、活性酸素といった代謝産物（体内でつくり出してしまうもの）**を「**いらないもの**」として捉えています。

無添加や農薬不使用にいくら注意を払っても、すべてを排除することはできません。ましてや、代謝産物はカラダが生成するものです。完全に防ぎようはありません。

「完全に安全な食事」が不可能ならば、体内にたまっていく「いらないもの」を効率よく出すこと。つまり**「出せるカラダ」をつくっていくことのほうが何倍も重要です。**

カラダの中の「いらないもの」をチェックしよう

自分はどの程度、カラダの中に「いらないもの」をため込んでいるのか、まずはその程度を知るために、次のページの「いらないもの」チェックリストで確認してみましょう。

親子でチェックして、子どもと話し合ってみませんか？

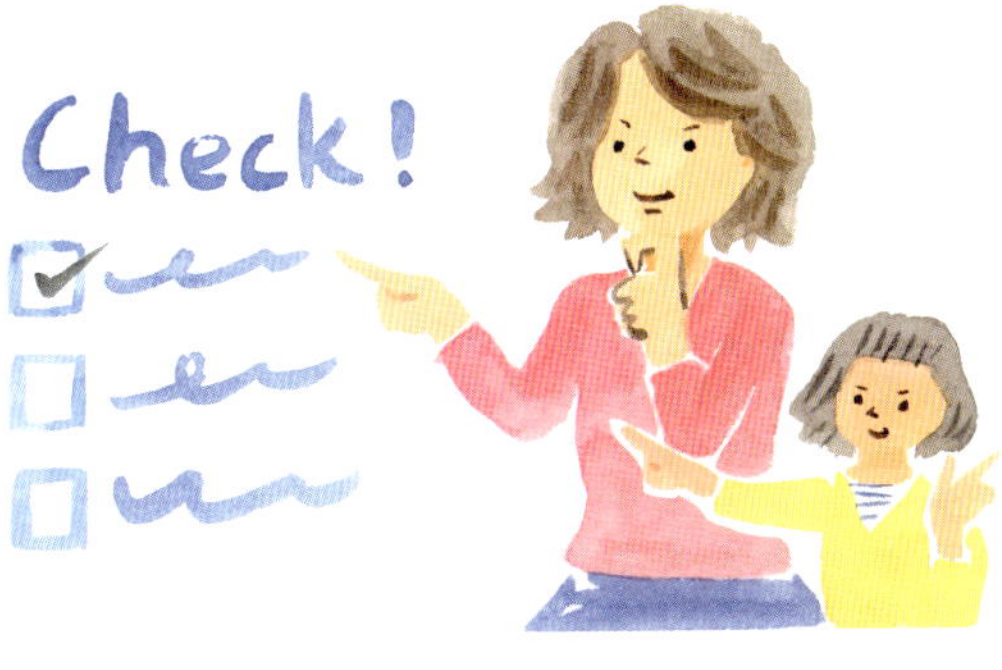

あなたの「いらないもの」のため込み度は？

0個 …………………………… セーフ
1～3個 ………………………… 注意しましょう
4～7個 ………………………… 生活を見直しましょう
8個以上 ………………………… 危険！ デトックスが必要です

大人だけでチェック！

大人用

- [ ] 顔や足がむくみやすい
- [ ] 除菌に気をつけている
- [ ] アレルギーがある
- [ ] 肩がこりやすい
- [ ] いつも眠い
- [ ] アルコール摂取量が多い
- [ ] 喫煙している
- [ ] 外食が多い
- [ ] あまり水分を摂らない
- [ ] 気分が落ち込みやすい

カラダの中に「いらないもの」がどれだけあるかチェックしてみよう！

当てはまるものにチェックしましょう。
一つでもチェックが入ったら、
何らかの「いらないもの」をため込んでいます。

大人も子どももチェック！

大人用　子ども用

- [ ] [ ] 風邪をひきやすい
- [ ] [ ] よく便秘をする
- [ ] [ ] 肌が荒れやすい
- [ ] [ ] 頭痛がある
- [ ] [ ] 乳製品（牛乳やヨーグルト）をよく食べる
- [ ] [ ] お肉を頻繁に食べる
- [ ] [ ] みそ汁はあまり飲まない
- [ ] [ ] パンが好き
- [ ] [ ] キレやすい
- [ ] [ ] 夕食の時間が遅い

子どもの6人に1人が便秘で悩んでいる

人は排泄で「いらないもの」を出す

カラダの中の「いらないもの」がどれくらいあるかをチェックして、「自分にはこんなにもいらないものがたまっていたのか、恐ろしい！」と不安になった方でも大丈夫。出すチカラを鍛えて、「いらないもの」を体外に出していきましょう。とてもシンプルですが、確実な解決法があるので安心してください。

では、人はどのようにして、「いらないもの」を体外に出すのでしょうか？

実は、とてもシンプルです。私たちは大便や小便で体外に出していきます。**食べたものが体内を通って排泄物になり、体外に出る。この流れがスムーズであれば、だいたいはデトックスできます。**

農薬不使用の食材を食べること、遺伝子組み換え食品などをできる限り口にしないことで、「いらないもの」を体内に入れないようにすることはできますが、それでも100％「いらないもの」を入れない食生活を送るのは難しいということは、先ほどもお伝えしました。入ってくる量を減らすのにも限界があるのです。ならば出すチカラを養えばいい！デトックスできるカラダがあれば安心です。

しかし、今は小学生の6人に1人が便秘、予備軍も合わせると3人に1人にのぼるといわれています※。

小学校のトイレが昔ながらの和式であったり、老朽化によりきれいなイメージがなかったり、自宅以外の場所で排泄することに心理的抵抗があるなどの理由で、トイレに行きたくない子どもが増え、排泄をガマンすることで便秘になるということもあります。しかし、根本的には、子どもたちの出すチカラが育っていないことが理由ではないかと思っています。デトックス効果のある食べ物をちゃんと選んで食べていないので、腸が活性化されず、自分で出すことができないのです。

しかし、「食べトレ」で腸内環境を整えながら出すチカラを育てていくことで、現代の子どもたちの多くが悩んでいる便秘を解消していくことができます。具体的な方法は、116ページからご紹介しますが、その前に、腸内環境と「脳」について考えていきます。

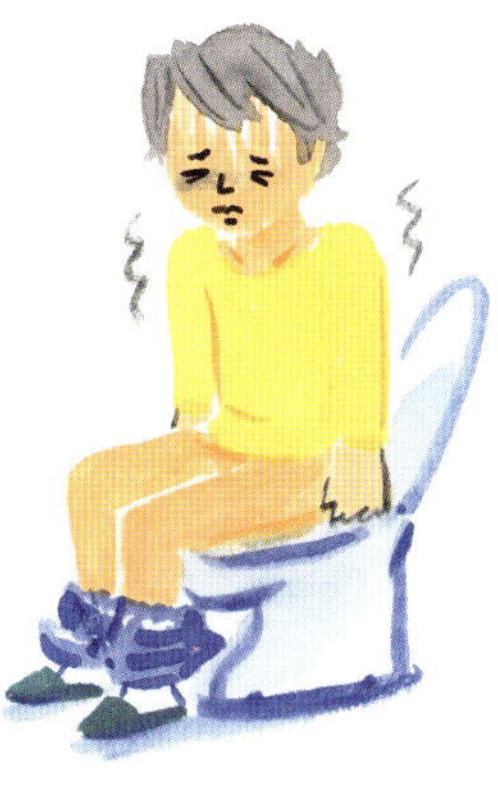

※ NPO法人日本トイレ研究所『小学生の排便と生活習慣に関する調査』（2017年6月）より

腸内環境が脳を鍛える

腸は第二の脳

「いらないもの」が出て、腸内環境が改善され、便秘が改善されると、カラダが軽くなったと喜ばれる方もいます。

しかし、**腸内環境を整え、鍛えていくことで一番活性化されるのは、"脳"だといえます。**腸は第二の脳といわれているように、腸の調子のよしあしは、脳の調子にもかかわってくるのです。

便秘とは、腸の中に排泄されるべきものが残ってしまって、すっきりしていない状態です。ということは、脳の中もごちゃごちゃで整理されていない状態になっている可能性が高いといえます。

こんな話もあります※。

ある医師が、うつ病で長年苦しんでいる方の生活パターンを調べていくと、暴飲暴食をした次の日は、気持ちがいつも以上に落ち込んでしま

※ NHK『NHK スペシャル　腸内フローラ 解明！ 驚異の細菌パワー』（2015 年 2 月 22 日放送）より

うことに気づきました。暴飲暴食がうつ病の何かしらの原因になっているのではないかと考えた医師は、健康な人の便をその男性の腸に移植しました。その結果、その男性の精神状態が本当に落ち着いたのだそうです。

腸内環境のよくない人の腸に、健康な人の便を移植することを「便移植」というそうです。ちょっとビックリするネーミングですよね。でも、実際に便を移植することで腸内環境が整い、カラダとココロが健康になったという事例は数多くあります。

乳酸菌は、動物性より植物性がおすすめ

腸内環境を整える食べ物と聞くと、ヨーグルトを思い浮かべるかもしれません。ビフィズス菌が腸の中で働いて、腸内環境が改善されると理解している方が多いでしょう。ビフィズス菌も活躍してくれるかもしれませんが、「食べトレ」では、ヨーグルトなど動物性の乳酸菌よりも、みそなどに入っている植物性の乳酸菌をおすすめします。

なぜかというと、植物性の乳酸菌は、栄養バランスの悪い、過酷な環境でも耐えるとされているため、動物性の乳酸菌よりも生きたまま腸に届く可能性が高いのです。だとしたら、植物性の乳酸菌を豊富に摂取するほうが効果がありそうですよね。

それに、乳酸菌が豊富に入っている食べ物を別に購入してまで食べようとしなくても、毎日食べる玄米ご飯とみそ汁で、十分な乳酸菌が摂取できるならば楽チンです。やらなければいけないことは極力少ないほうがいいですよね。

子どものためにも腸内環境を整えよう

子どものアトピー性皮膚炎を改善したいという理由でセミナーに参加される方は多くいらっしゃいます。

普通に食べるだけで病気になってしまうような時代だというのはＰａｒｔ １でもお伝えしましたが、アトピーを抱えている子が以前より多くなったように感じています。

あるとき、お子さんが重度のアトピー性皮膚炎だと診断されて悩んでいるお母さんが、「食べトレ」のセミナーに参加されました。

そのお母さんはフルタイムで働いていたので、お子さんの体調が優れなくなったら、会社を早退して迎えに行ったり、病院に連れて行ったりしなければならず、思うように仕事ができません。それにもかかわらず、どんなに病院に行っても改善されないわが子を心配し、「もしかしたら自分が悪かったのでは？」と落ち込んでいらっしゃいました。

でも「食べトレ」を実践したところ、お子さんの腸内環境が改善されたのか、たった2週間で病院通いがぴたっとやみ、アトピーでガサガサに荒れていた肌がきれいに治ったとおっしゃっていました。

お母さんもお子さんもとにかく驚いていましたが、腸内環境を整えるということは、それくらい重要なことですし、カラダとココロの変化も感じられるものなのです。

目の前にある悩みが少しでも改善されると、次の目標が見えてきます。たとえば、やりたいことに集中できないくらいアトピーの症状に悩まされていた子どもが前向きになり、やりたいことに集中してくれるようになったら、親としても嬉しいですよね。

子どもの将来の可能性を少しでも広げるためにも、腸内環境を整えていきましょう。

みそがもつスーパーパワー

玄米とみそがあれば大丈夫

玄米という食材のすごさについては先に触れていますが、玄米とみそは、これ以上ないくらいデトックス効果の高い組み合わせだと思います。少し極端かもしれませんが、玄米とみそを中心とした食事は最強です。

たとえば、肉や魚を食べないとタンパク質が不足するのではないかと心配される方がいますが、タンパク質は肉や魚からしか摂れないわけではなく、日本人が昔から好んで食べてきた海藻にも入っています。また、玄米やみその原料である大豆にも、タンパク質は含まれています。

また、玄米には食物繊維も豊富に含まれています。毎日いただくことで、出せるチカラをカラダに備えていきましょう。

そうはいっても、みそのすごさを信じられないという方が多いので、私がセミナーなどでいつもしている話をご紹介しておきます。

みなさんは秋月辰一郎先生をご存じでしょうか?

秋月辰一郎先生は、医師で長崎聖フランシスコ病院の院長をされていた方です。長崎に原爆が投下されたときに、被ばくした患者さんに「玄米とみそ汁を毎日食べてください」と指導したそうです。患者さんたちが、秋月先生のいう通りにしたところ、秋月先生の患者さんは、被ばくしていてもお元気で、長生きされたとのこと。

秋月先生の取り組みが世界から注目され、ロシアでチェルノブイリの原発事故が起こった際、ヨーロッパでみその流通量が爆発的に増えたという話が残っているくらい、みそのチカラはすごいのです。

無理せず入手できる食材を選ぼう

私は玄米とみそのチカラを感じていますし、これ以上の組み合わせはないと思っています。玄米とみそ以上に素晴らしい食べ物があるなら教えてほしいくらいです。

日本という国に暮らしているならば、**日本人が昔から食べてきた玄米とみそという簡単に手に入る食べ物が一番**だと思っています。わざわざ無理して入手しないといけない食材では、毎日続かないからです。

海外で暮らしていて、玄米とみそが手に入りにくい場合は、その土地で長年食べられてきた食べ物で玄米やみそと同じような効果を発揮して

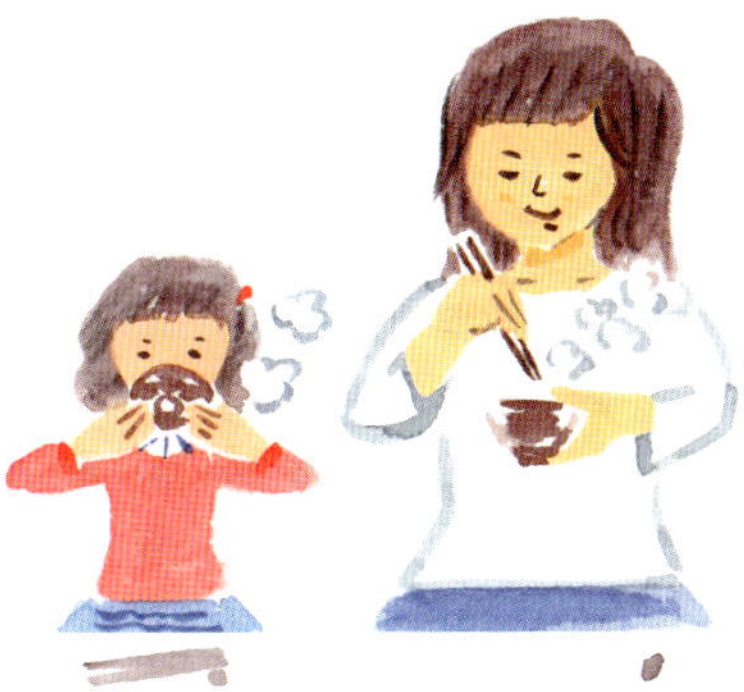

くれるものがあれば、それらを使うのがいいでしょう。

私たち日本人は、出せるチカラを備えるために、何か特別なことをする必要はありません。昔から食べられていた**玄米とみそという最強の食べ物を毎日コツコツとおいしく食べ続けることで、腸を活性化させていきましょう**。もちろん、健康のために適度な運動は必要ですが、腸を活性化させるだけのために何かを食べたり、サプリメントを摂取したりしなくてもいいのです。

玄米とみそで、出せるチカラを育てていきましょう。

「みそ」はこんなに素晴らしい！

- デトックス効果が高い
- タンパク質が豊富
- 手に入れやすい

上手なみそ活用法

毎日みそを食べるコツ

デトックス効果の高いみそは、玄米ご飯と合わせて毎日摂りたいスーパーフードです。

一番手軽なのは、みそ汁にして飲むことではないでしょうか。まずは1日1杯、飲んでみてください。だしを取る時間がないときは、お湯でみそを溶いて、乾燥ワカメや切り干し大根などを浮かべるだけでもおいしくいただけます。

ただ、暑い日に熱いみそ汁を飲むのは嫌だと感じたり、パスタなど洋風のメニューを食べたりしたいときに、「みそ汁が組み合わせとしてしっくりこない」ということもあるでしょう。そんな時は、**調味料としてみそを活用する**のがおすすめです。私は、トマトソースやシチューの隠し味として利用することが多いのですが、調味料の一つとしてみそを活用できるようになると、毎日みそを食べることへのハードルが低くなります。

先ほど紹介した、子どもの「5つのチカラ」を引き出す食材を簡単にすべて網羅するならば、みそ汁が一番。具材を工夫することで、「5つのチカラ」を高める食材をすべて摂ることができるのです（104ページ参照）。こんなに素晴らしいみそ汁を飲まない手はないでしょう。

みそ汁をおいしく！　みその話

では、みそのもつチカラを上手に活用するには、どうすればいいのでしょうか？　次のポイントをチェックしてみてください。

❶ホンモノのみそを選ぶ

大豆、米または大麦（麹）、食塩という原材料のみでつくられた、ホンモノのみそを選んでください。

みその原料である大豆には、タンパク質が豊富に含まれています。大豆が発酵される過程で、タンパク質は分解されて、アミノ酸などが生まれます。アミノ酸は、人が生きていくのに不可欠な栄養素です。

しかし、大豆、米または大麦（麹）、食塩という3つの原材料以外のものが入っていると、みそが本来もっている発酵のチカラが損なわれてしまいます。そうなると、せっかくの栄養素が台無しです。

❷麦みそと豆みそのブレンドがおすすめ

大麦を原料にした麦麹を使った麦みそは、主に九州や四国で食べられているみそです。麦は上へ上へと伸びるチカラの強い植物です。子どもの成長を支えてくれるエネルギーを含んでいるので、育ちざかりの子どもには特におすすめしています。そんな麦みそに、熟成期間の長い大豆を原料にした豆麹を使った豆みそをブレンドするのがおすすめです。

❸ブレンドの比率は「麦みそ7：豆みそ3」

「食べトレ」では、**麦みそと豆みそを7：3でブレンド**したみそをおすすめしています。

ブレンドの比率は、季節や好みに合わせてアレンジしてみてください。たとえば、温かい汁ものが嬉しい冬場は、麦みそ特有の甘さを控えて、豆みその塩気を際立たせるほうがおいしく感じられます。

麦みそと豆みそをすり鉢に出し、優しくすってあげると、味にまろやかさが増します。最初は面倒だと思っていたけれど、一度やってみるとあきらかにおいしくなるので、率先してやるようになったという方も大勢いらっしゃいます。

世の中のお母さんたちはとても忙しいのです。「料理は心」とはよくいったもので、忙しいからとバタバタと焦って料理をしていると、やは

みそを上手に活用するポイント

❶ 大豆、米または大麦（麹）、食塩だけでつくられた、ホンモノのみそを選ぶ

❷ 麦みそと豆みそのブレンドがおすすめ

❸ ブレンドの比率は「麦みそ7：豆みそ3」すり鉢で優しくすってブレンドしよう

りおいしく仕上がりません。料理がおいしくできないと、ますます料理をつくりたくなくなります。これって悪循環ですよね。

そんな忙しい毎日だからこそ、みそをするというわずかな時間をもってみませんか？　少しだけココロを鎮めてくれます。みそをすりながらリラックスでき、みそ汁の味が格段に上がるという一石二鳥の効果が得られますよ。

みそ汁をおいしく！　だしの話

多くの方が顆粒だしを使用されていると思いますが、まずは、**顆粒だしをやめる**ことから始めましょう。

「食べトレ」では、**昆布と干しシイタケで取る植物性のだし**をおすすめしています。カツオやにぼしでだしを取ってもおいしいのですが、毎日飲むことを考えると、植物性の素材を使っただしのほうが、具材本来の味を、もっと楽しむことができます。

毎日のことなので、できるだけ簡単にだしを取りたい、そもそもだしを取るのが面倒だという方には、麦茶などを保存しておく冷水筒やピッチャーなどに昆布と干しシイタケ、水を入れて、冷蔵庫の中で一晩寝かせるだけの簡単なだし取りをおすすめしています。

本来であれば、昆布は昆布、干しシイタケは干しシイタケでだしを取っ

おいしいだしのポイント

- 昆布と干しシイタケの植物性だしがおすすめ
- 昆布と干しシイタケは別々にだしを取るのがベスト
- 冷水筒やピッチャーで簡単にできる
- 残った昆布と干しシイタケも有効活用できる

てから合わせるのが丁寧かもしれませんが、まずは簡単にできる方法から試しましょう。

　冷水筒のだしを使い切ったら、鍋に入れて火を通して、二番だしを取ることにも使えますし、昆布はしょうゆで炒ってつくだ煮に、干しシイタケはそのまままみそ汁の具材に使うことができます。

みそ汁をおいしく！　具材の話

　みそ汁でたくさんの野菜を食べてほしいという思いから、具だくさんのみそ汁をつくる方が多いのですが、大きな具材がゴロゴロと入ったみそ汁を好まない子どもも多くいます。「食べトレ」では、**海藻と野菜、豆腐類**といった3種類程度の具材で十分だとお伝えしています。

　ちなみに、使用する野菜に干したものを使うと、うま味がぐっと増します。おかずに使った野菜が少し余ったら、窓際の日差しが入る場所に置いて1日でもいいので干してみてください。しっかり乾かすことができたら保存袋などに入れて、使いたいときに使えるようにしておくと便利です。

　昨今の住宅事情を考えると、天日干しで野菜の水分が十分に抜けるまで干せる場所を確保するのが難しいというご家庭も多いと思います。なので、ほんの少し干すだけでも十分です。

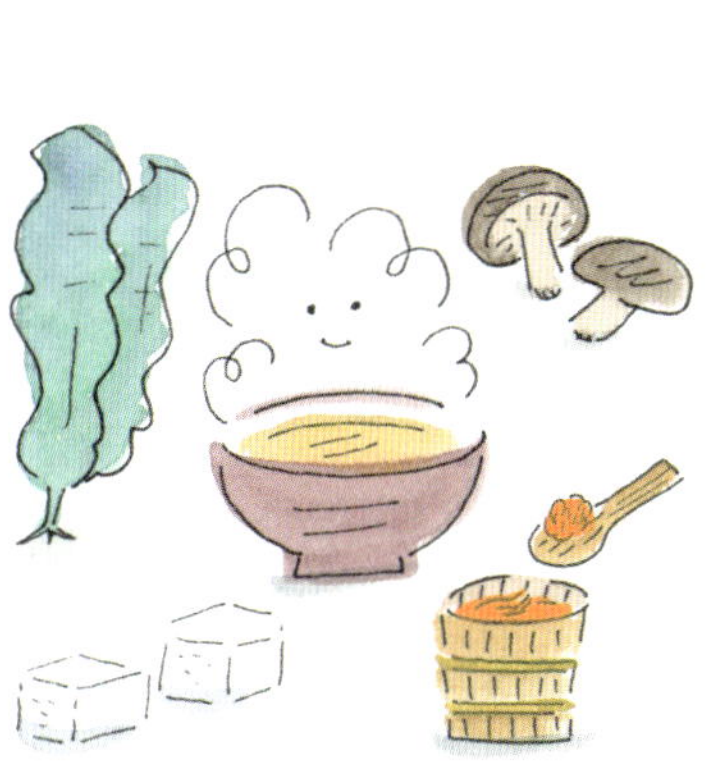

子どもがみそ汁を飲みたがらないときの対処法

「子どもが何杯もみそ汁をおかわりするけれど大丈夫か」と相談を受けることがあります。塩分の摂りすぎを気にされているようですが、心配はいりません。まず、子どもは本能で食べているので、カラダが求めていないものはほしがりません。**何杯もおかわりするということは、子どもにとってみそ汁が必要なのです。**それに、質のよいみそを使っていて、適度においしいと感じる濃さであれば、塩分過多になることはありません。

逆に、**子どもがみそ汁を飲まない場合、見直していただきたいポイントは、「みそ」「だし」「具材」の3つです。**下の表を参照してください。

何回も飲ませようとしたのに全然飲まないと諦める前に、ここに挙げた見直しポイントを順に試してみてください。子どもがみそ汁を飲みたがらない理由は、意外なところに隠れているかもしれません。それでも飲まない場合は、毎日みそ汁を見せることから始めてみてくださいね。

子どもがみそ汁を飲まないときは……

❶ みその種類を見直す

麦みそなど、種類を見直してみましょう。

❷ だしを見直す

動物性のだしを使っているから飲まないこともあります。植物性のだしに変えることで、飲んでくれるようになるかもしれません。

❸ 具材の種類を見直す

具を入れすぎてしまったことで飲まない場合もあります。具材の切り方や種類を工夫してみましょう。

おいしすぎて止まらないデトックスレシピ「葛クリーニング」

負担の少ないデトックスをしよう

葛クリーニングは、ファスティング（断食）の一種です。

カラダの中に食べ物が入ると、その食べ物を消化吸収するためにカラダはエネルギーを使います。

実は、食べるという行為は、とてもエネルギーを使うもの。だから、**ときどき食べることをやめてリフレッシュする**のです。カラダが本来もっているチカラを活用すれば、それだけで体内の細胞が活性化されたり、消化力が上がるからです。

しかし、ファスティングだからといって、完全に断食してしまうのは、慣れない人にとってカラダに負担をかけることにもなりかねません。食べることが大好きな人にとっては、とても過酷なものになってしまいます。そこで最低限の炭水化物として葛を食べる方法をご提案します。

漢方薬にも使われる葛

そもそも葛とは何なのでしょうか？

マメ科の植物である葛からできる葛粉は、葛餅や葛切りの材料にしたり、片栗粉と同様に料理にとろみをつけたりするのに使われます。片栗粉はカタクリが原料（最近ではジャガイモのでんぷんが使われていることが多い）なのに対して、葛粉は葛の根を精製したものです。

葛は内臓を温めながら、体表を冷まし、お腹の調子を整えてくれる優秀な食材です。葛を食べることで、お腹の中をクリーニングしながら、本来人間がもっている自然治癒力を活性化していきます。

葛クリーニングは、食べすぎたと思ったときに葛粉さえあれば簡単に始められます。**大人でも子どもでも楽しめる、究極の楽チンデトックス方法**なのです。困ったときの救世主になると思うので、やり方を覚えておき、食べすぎているなと感じたら、ぜひやってみてください。

ちなみに、葛粉は高額で手が出せないという声を聞くこともありますが、もしも便秘にお悩みで下剤や整腸剤が手放せないという方ならば、下剤や整腸剤に投資してきたものを、試しに一度、葛粉に替えてみてはいかがでしょうか。人工的な薬で腸内環境を整えるのと、植物のもつチカラで腸内環境を整えるのとでは、カラダへの負担は当然違います。試してみると、すぐに実感することと思います。「おいしい」という点も葛クリーニングの特徴なので、楽しみながら続けられるでしょう。

実践！　葛クリーニング

まず、鍋に入れた葛粉と水を練って葛ねりをつくります。飽きずに食べられるようにトッピングに工夫しましょう。

甘い味覚を楽しみたければ、メープルシロップや米飴を、しょっぱい味覚を楽しみたければ、しょうゆやみそ、にらしょうゆ（100ページ）などがおすすめです。お好みでごまやきなこをかけて食べてもいいでしょう。

まずは3日間から始めてください。しっかりやりたいという人は1週間を目安にします。日数だけでなく、1日3食のうちに何食を葛ねりにするのかでも効果は違ってきます。

ゆるく始めたい人は朝ご飯だけなど、1日1食だけ葛ねりに切り替えます。3食すべて葛ねりにするのは、上級者向の方法です。ご自身の体調と相談しながら進めてください。

葛クリーニングを始めて1〜2日目は、頭痛がしたり体調が悪くなったりすることがあります。また一時的に便秘になるという方もいます。

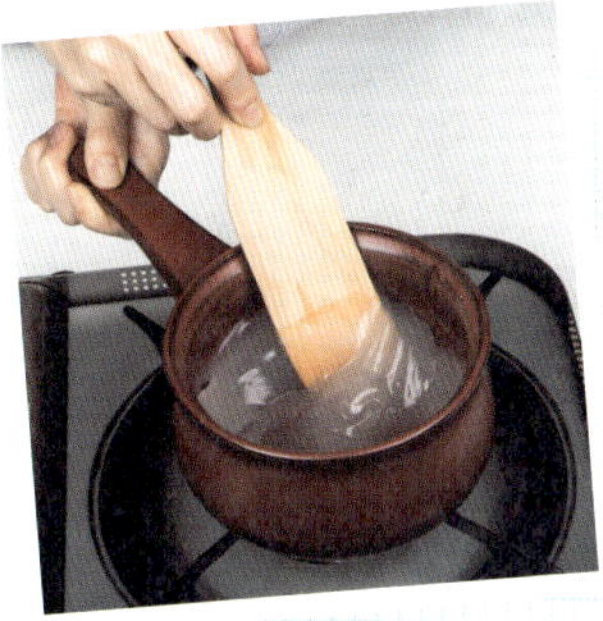

実践！

葛ねり

味つけは、メープルシロップ、にらしょうゆ、みそなど

材料　1人分

本葛粉……30〜50g
水…………200cc
（お好みで調整）

※葛粉の量は、1日50gまでが基本

つくり方

葛粉と水を鍋に入れてよく溶かし、火にかけて、木べらでねる。透明になって固まってきたら、好みの味をつけて食べる

これまで3食しっかり食べていたのに、急に食べる量が減ったことでカラダがちょっとビックリしているのです。

しかし、葛クリーニングで腸内がきれいになって、排泄物が出始めると、体調の変化が見られますので、便秘になること自体を気にする必要はありません。

葛クリーニングを経験した方からは、便秘が解消されて肌ツヤがよくなったとか、花粉症の症状が軽減されたといった感想を受けます。カラダが軽くなったことで、ココロも軽くなったと感じる方もいるようです。それが心地よく感じられるため、定期的に葛クリーニングを実践している方も多くいらっしゃいます。

絶食するわけではないので、栄養失調になってしまうということはありません。

しかし、葛クリーニングを実践したことで生じる反応には個人差があります。中には、湿疹が出たという方もいました。何か気になる反応が出たときは、無理せずに様子を見ながら進めてみるといいでしょう。

葛クリーニングを始めよう！

❶ 1日1食を葛ねりに

❷ まずは3日間

❸ しっかりやりたければ1週間

トッピングを工夫しよう
メープルシロップ、米飴、しょうゆ、みそ、ごま、きなこ など

Part 5

よくある質問 Q&A

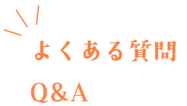

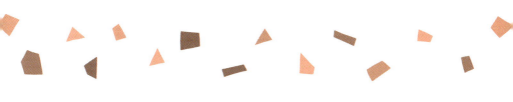

「食べトレ」について、よく聞かれる質問を
まとめました。始める前の参考にしてください。

Q.1 玄米とみそ汁だけで、本当に栄養は足りるのでしょうか？　特に成長期の子どもが、肉を食べないことでタンパク質不足にならないのかと心配です。

A.1

「食べトレ」では、食べてはいけないものは一つもありません。玄米とみそ汁がご家庭の食事の定番になれば、ほかのおかずは好きに食べて大丈夫です。

タンパク質不足を心配されているようですが、タンパク質はただたくさん摂ればいいというものではありません。大切なのは、どれだけタンパク質を消化して、効率よく吸収するかということ。また、玄米、みそに使う大豆で、必要最低限のタンパク質は摂れています。

Q.2 玄米を食べると身長が伸びないといわれたことがありますが、実際はどうなのでしょうか？

A.2

玄米を食べなくても小さい子もいれば、玄米を食べていて大きい子もいます。身長は個人差があり、遺伝的要素が大きいので、玄米のせいで背が伸びないということはありません。

Q.3 白米から玄米に替えたのですが、子どもの便から未消化の玄米が出てきたり、軟便になってしまったりします。玄米は消化に悪いと聞きますが、本当のところはどうなのでしょうか？

A.3

食習慣を変えてしばらくはカラダが慣れていないことから、便秘や下痢になったりすることもあります。まず２週間は様子を見てください。「食べトレ」では玄米を消化吸収よく食べる方法をお伝えしています（86ページ）。

Q.4 玄米生活を始めて逆に便秘になりました。どうすればいいのでしょうか？

A.4

A. 3でもお伝えしたように、まず２週間は様子を見ましょう。また、便秘は動物性食品（肉、卵）や小麦粉の量が増えると起こりやすくなるといわれています。食事日記を振り返り、食べる量や食材を見直したり、食べ方を工夫したりして消化力を上げていきましょう。

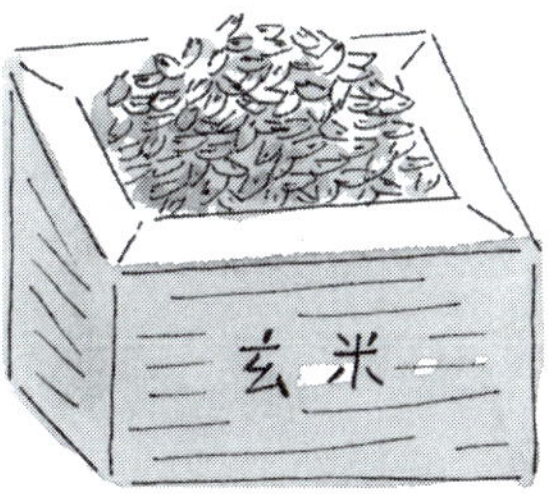

Q.5 発酵食品がカラダにいいと聞きました。同じ発酵食品ですが、ぬか漬けとヨーグルトの違いが分かりません。また子どもが大好きなのでヨーグルトを毎日食べさせていますが、いいのでしょうか？

A.5

ヨーグルトに含まれている動物性乳酸菌よりも、ぬか漬けに含まれている植物性乳酸菌を摂るほうがいいでしょう。ヨーグルトは元来、日本に存在した食材ではありませんし、「食べトレ」では注意が必要な食材の一つとしています。

Q.6 中高生の子どもがいます。今から「食べトレ」を始めても間に合いますか？

A.6

「食べトレ」では９歳までのお子さんにフォーカスをしていますが、いつから始めても間に合います。大人でさえ変わることができるのですから、お子さんならばなおさら大丈夫です。

Q.7 玄米を食べていると、肌が黒くなると聞いたことがあります。

A.7

肌が黒ずむ原因はミネラル不足だといわれています。玄米には強力なデトックス成分が含まれていて、体内のミネラルを出してしまう作用がありますが、自然海塩を加えて炊いたり、海藻をたくさん食べたりすることで、ミネラルを補給することができます。

Q.8 動物性タンパク質の摂りすぎがダメなら、植物性タンパク質の大豆を毎日食べても大丈夫ですか？

A.8

食べてもいいのですが、食べすぎはかえってカラダに負担になるので注意してください。そもそも、タンパク質はみそ汁のみそや玄米にも含まれていますので、無理にたくさん摂る必要はありません。みそ汁の具として豆腐や油揚げを使ったり、納豆などの発酵している食品を少し加えるくらいで十分です。

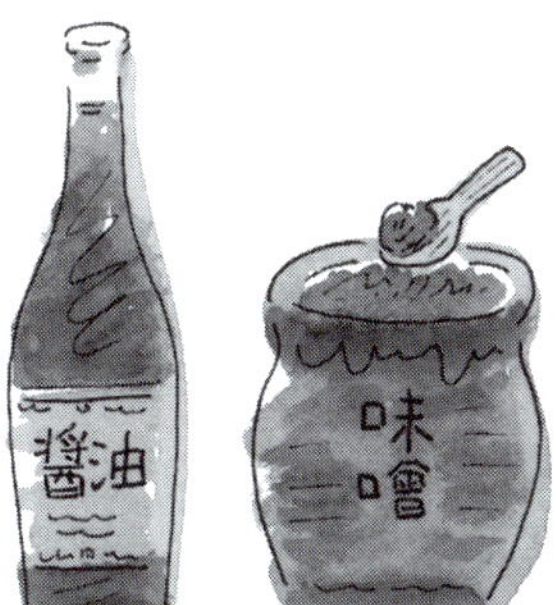

Q.9 夫や子どもが玄米を食べてくれません。

A.9

本書で紹介したような方法で炊いても、「どうしても玄米がダメ」というご家族がいる場合は、少し精米して分つきにする、発芽玄米や酵素玄米にするなどして食べることもできます。

Q.10 親や義理の親から、玄米とみそ汁を中心にした食事に対して心配され、なかなか理解が得られません。

A.10

あなたを含めた家族のためを思うからこそ、反対するのでしょう。そこで大事なことは、やみくもに自分の意見を貫き通すのではなく、一旦は受け入れて、感謝を伝えることです。そして、「食べトレ」を実践して、健康を手に入れた様子を見せてあげてください。その姿を見ればきっと理解をしてくれるようになるでしょう。時間がかかることもありますが、食の究極の目的は、家族や社会が幸せになること。そのゴールさえ忘れなければ、必ず理解してもらえるはずですよ。

Q.11　オーガニックって高くないですか？

A.11

　農薬を使っていない野菜は値段が高いものですが、農薬が使われている野菜よりも、私たちにとって、とても価値の高いものといえます。また、オーガニックでも買い方や買う場所によってコストを抑えることはできますし、「食べトレ」を実践していくと、意外な効果として無駄な買い物が減ります。よって全体の支出を抑えることは可能です。

Q.12　夫や子どもが、肉や魚がないと食事に満足できないといって、毎日のように食べたがります。

A.12

「食べトレ」は食事制限ではありませんので、基本的に何でも食べて構いません。しかし、現状でカラダやココロに何か改善したい状態が見られるならば、期間限定で減らしてみることをおすすめしています。まずは、２週間やめてみて、何かを感じたり、気づいたりすることが大事です。また、肉や魚を食べるのであれば、なるべく質のよいものを選ぶようにしましょう。

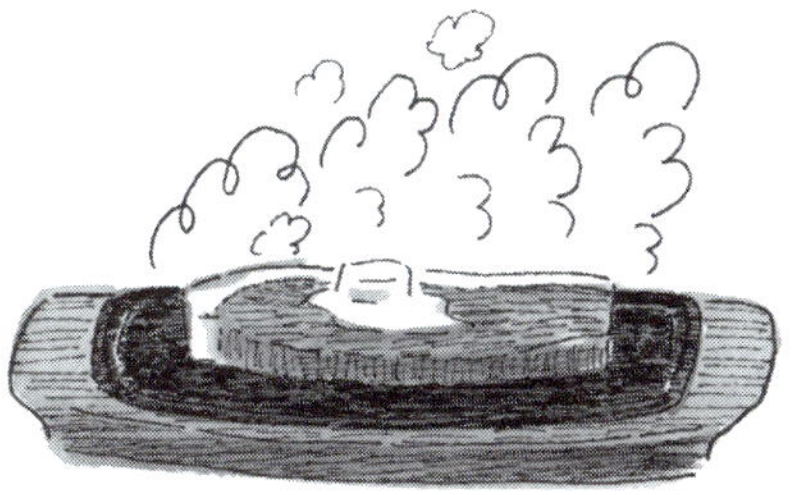

Q.13 電子レンジを使わずに、食べ物を温めたり解凍したりする方法は？

A.13

① 蒸し器を利用する
② トースターで温める
③ フライパンにクッキングシートを敷いて温める

などがあります。炊飯器の保温機能を活用するのもおすすめです。電子レンジは電磁波で振動させ、その摩擦熱で温めるものなので、味が落ちてしまいます。あまりおすすめはできません。

Q.14 育児書の中には、「玄米は消化しづらいので、子どもには与えないように」と書かれているものがよくありますが、子どもに玄米を与えていいのでしょうか？

A.14

「食べトレ」では、そのような疑問をもつ方に、食べやすく消化吸収に優れた玄米の炊き方をお伝えしています(86 ページ)。また、いきなり玄米食をすすめるのではなく、まずお子さんの様子を見ることからスタートすることが大事です。

Q.15 仕事柄、外食が多いのですが、カラダをいたわるよい方法はありますか？

A.15

毎日の自宅での食事を大切にして、いらないものをきちんと出せるカラダづくりが大事です。食べすぎたときなどは、１食を葛ねりにかえて、葛クリーニングを行ってください。また、外食が頻繁な場合は、肉よりは魚にして消化の負担を減らしたり、全部食べ切らずに少し残すことで量を調節したりしてみるといいですよ。

Q.16 子どもが玄米をしっかり噛みません。工夫すべきポイントはありますか？

A.16

まだ小さいお子さんなら、玄米を柔らかく炊いてあげる工夫が必要です。しかし、やたらと柔らかくしてしまうことは、かえってお子さんの噛むチカラを奪ってしまいます。玄米以外にも噛む必要がある食材を取り入れて、まずは噛むことを習慣化させる工夫をしてみましょう。

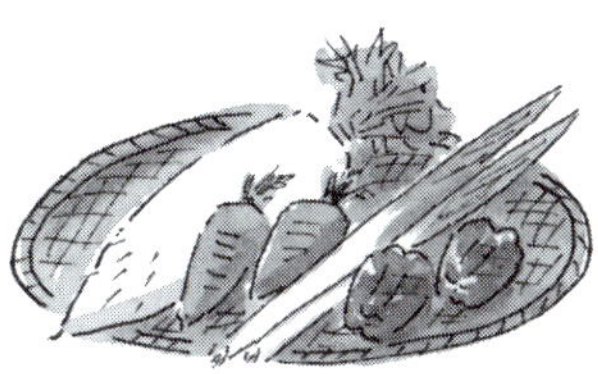

おわりに

最後までお読みくださり、本当にありがとうございます。

本書をきっかけに、「食」についてあらためて見つめ直し、食事は本来楽しいものであると感じていただけたら、とても嬉しく思います。

私には、一つ上の姉がいます。

私と同じ料理屋の家に生まれ、食べることが大好きな両親に育てられたにもかかわらず、なぜか姉は、私ほど食べることに興味がありません。どちらかというと好き嫌いが激しく、食を「面倒くさいもの」と考え、ときに「食にこだわる人たちのことを理解できない」とさえ捉えてしまっているように見えます。

そんな彼女を見て、「姉妹なのに、いったいなぜこんなにも違うのだろう？」と思い続けてきたことが、今の私の仕事につながっています。

そこで気づいたのは、人は「食が大切だ」ということを分かっているにもかかわらず、それがときに制限を課しすぎて実践しづらいものになっていたり、こだわりすぎて堅苦しいものになっていたり、情報がありすぎて混乱させられていたりすることから、本当の意味で食を大切にしている方が少ないのではないか、ということです。また、食物アレルギーがあって思うように食べられない経験をしたことから、食に対してこだわることを拒むようになっている方もいるかもしれません。
こうした「食」にまつわる体験や思い出が、素直に「食」に関わり、見つめ合う機会を奪ってしまっているのではないでしょうか。

人の経験は本当にさまざまです。
そして、こうした現実を見ると、今という時代は、単純に「食」を楽しみ、おいしさや喜びを分かち合うことが難しくなってしまっているのではないか——そのように感じています。

そんな中、結婚して子どもが生まれると、子どもの食事について考えなくてはなりません。そうでなくても混乱している食情報の中で、わが子に最適なものを選ぼうとするあまり、さらに自分を追い込んでしまったり、むしろ諦めてしまったりしているお母さんたちにたくさん出会ってきました。追い込みすぎるのも、諦めてしまうのも、どちらもお母さんたちにとっては不幸なこと……。もっと「食」を楽しみ、幸せに感じてくれるお母さんを増やしたい――こんな経験や思いから、「食べトレ」メソッドを生み出してきました。

本書は、私が学び、実践し、またそれを伝えることによって食のチカラを使いこなしてくださった親子の体験談をもとに、なるべく分かりやすくお伝えすることにチカラを注ぎました。

本書を読んで「ちょっと、やってみよう!」と思ってくださったなら、これほど嬉しいことはありません。

詳しくは本書でご紹介してきましたが、ほんの5分でできることばかりです。

もしよかったら、気になるものから少しでも取り入れてみてください。そして、何より毎日の「食」を楽しみ、おいしさや喜びを共有してみてください。

きっと、子どもの変化を感じられるのではないかと思います。

そんなみなさんのちょっとした努力が、子どもたちの「食」の経験をより豊かにし、豊かな命を未来へとつないでいくことになるのではないかと思っています。

最後に、本書は、私にとってはじめての出版となります。

今回の出版に関して、多大なるご指導と応援をくださった日本親勉アカデミー協会の小室尚子さん、伝える力【話す・書く】研究所所長の山口拓朗さん、株式会社アップリンクスの山口朋子さんご夫妻には、感謝の気持ちでいっぱいです。

また、教育コミュニケーション協会の木暮太一さん、天狼院書店店主の三浦崇典さんには、ライティングのご指導や応援をいただきました。誠にありがとうございました。

そして、本書を出版するにあたり協力してくださった関係者のみなさま、いつも活動を支えてくれる夫、息子、そして母、食べトレ・インストラクターのメンバーにも、本当に感謝いたします。

これからも日本中の、そして世界中のお母さん、そしてお子さんたちに、食のチカラを伝え続けていきたいと思います。

ありがとうございました。

2019年　5月

一般社団法人食べるトレーニングキッズアカデミー協会

代表理事　ギール里映

著者紹介

ギール 里映

一般社団法人食べるトレーニングキッズアカデミー協会代表理事。

京都の料理屋に生まれたにもかかわらず、極度の貧血と肥満に悩む。そんな中、学生時代を過ごしたイギリスで、食にこだわることが当たり前の社会に感銘を受ける。その後、父の胃がんをきっかけに食事療法を知り、自分自身の食事に取り入れることで貧血・肥満を見事に解消し、食の力を思い知る。また、医者も首をかしげるほどの不妊をきっかけに、漢方、マクロビオティック、アーユルヴェーダ、分子栄養学、現代栄養学などあらゆる食事法を本格的に学び実践。その成果もあり、40 歳を目前に自然妊娠。現在は一児の母。

こうした自身の学びを体系化し、「どんなに料理がニガテな人でもできる食育」として「食べトレ」メソッドを確立。2016 年から全国各地で講座を開催し、これまでに 2600 人以上の子育て中のお母さんに「食べトレ」を伝えている。

2018 年 2 月、「食べトレ」を全国に広めるために、一般社団法人食べるトレーニングキッズアカデミー協会を設立し、インストラクター養成をスタート。1 年間で 150 名を超えるインストラクターを養成。プリスクールなどでの講演、テレビ、ラジオ出演なども多数。

- 一般社団法人食べるトレーニングキッズアカデミー協会ホームページ
  https://tabetore.com/

子どもの能力を引き出す最強の食事

2019年6月30日　初版第1刷発行

著　　者 ── ギール里映
©2019 Geale Rie
発 行 者 ── 張 士洛
発 行 所 ── 日本能率協会マネジメントセンター
〒103-6009　東京都中央区日本橋2-7-1　東京日本橋タワー
TEL　03(6362)4339(編集)／03(6362)4558(販売)
FAX　03(3272)8128(編集)／03(3272)8127(販売)
http://www.jmam.co.jp/

編集協力 ────── 吉川ゆこ、株式会社ワード
装　丁 ────── 西野真理子(株式会社ワード)
本文デザイン・DTP ── 片山奈津子(株式会社ワード)
イラスト ────── 小池アミイゴ
撮　影 ────── 鈴木智博
印 刷 所 ────── シナノ書籍印刷株式会社
製 本 所 ────── 株式会社三森製本所

ISBN 978-4-8207-2739-2　C0077
落丁・乱丁はおとりかえします。
PRINTED IN JAPAN